民国名中医临证教学讲义选粹丛书

张山雷中风讲义

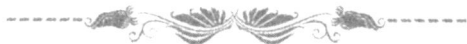

孟凡红　杨建宇　李莎莎　**主编**

中国医药科技出版社

图书在版编目（CIP）数据

张山雷中风讲义/孟凡红，杨建宇，李莎莎主编 . —北京：
中国医药科技出版社，2017.5

（民国名中医临证教学讲义选粹丛书）

ISBN 978－7－5067－9018－5

Ⅰ.①张… Ⅱ.①孟… ②杨… ③李… Ⅲ.①中风－中医治
疗法 Ⅳ.①R255.2

中国版本图书馆 CIP 数据核字（2017）第 034298 号

美术编辑 陈君杞
版式设计 麦和文化

出版 中国医药科技出版社
地址 北京市海淀区文慧园北路甲 22 号
邮编 100082
电话 发行：010－62227427 邮购：010－62236938
网址 www.cmstp.com
规格 889×1194mm $\frac{1}{32}$
印张 7 $\frac{7}{8}$
字数 130 千字
版次 2017 年 5 月第 1 版
印次 2024 年 4 月第 2 次印刷
印刷 北京印刷集团有限责任公司
经销 全国各地新华书店
书号 ISBN 978－7－5067－9018－5
定价 20.00 元

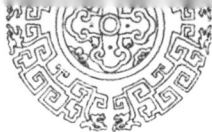

　　近年来，关于中医药高等教育改革问题的讨论比较多，不但涉及中医药高等教育模式改革问题，而且涉及中医药高等教育教材创新问题。新中国成立以来，自从吕老（原卫生部中医司第一任司长吕炳奎主任中医师）组织编辑我国第一套中医药高等教育教材以来，中医药高等教育教材先后做了一些创新和适度修订。上个世纪80年代，又是在吕老的倡导、指导、组织下，由光明中医函授大学编辑了我国第一套中医药高等教育函授教材。此后，中医药高等教育函授教材和自学教材陆续出版了不少。但是，总体来讲，大家对目前的中医药高等教育教材并不是十分满意，已引起了广泛的关注。因此，中医药高等教育教材的改革创新是目前全国中医药教育的重点研究课题之一。

　　中国中医科学院和光明中医杂志社等单位的教学和研究人员联合选辑点校民国时期中医教学讲义，是利国利民、振兴中医之举！正当大家努力探索中医药高等教育教材创新之时，选辑点校民国时期中医教学讲义，这是"以史为鉴"之举，是继承创新之必需！这必将对中医药高等教育教材改革有新的启迪。

　　"创新"是时代的最强音，也是科技界尤其是中医界近来最为关注的"词语"。然而，没有继承的创新，必然是无源之水，无本之木。只有坚持在继承基础上创新，才能求得新的发展，整理出版民国时期中医教学讲义，必将有助于当前中医药高等教育教材的创新和发展。对中医界来讲，这次选辑、点校出版民国时期中医教学讲义，是新中国成立以来的第一次重大创举！是实实在在的在继承基础上的"创新"！

民国时期中医教学讲义有不少，我们这一代有很多老大夫在初学中医时读的就是这些教材（讲义），这些讲义和现代中医药教育教材相比较，最大的特点是——重实用、重经典，但又决不泥古，并且及时把握最新科研成果，把临床病案直接纳入教材，而且学习模式大多是边读书学习，边跟师实践。这次重新校辑这些讲义，不但可以给全国中医药高等教育教材改革提供参考，而且也给全国中医药高校教师提供新的教学参考书，也给中医药院校的在校生及社会自学人员提供新的学习辅导用书。同时，对临床医师有重要的临床指导意义，无疑，也是临床中医师继续教育的参考用书。换言之，民国时期中医教学讲义精选的出版，必会有大量的读者群，必将给中医界提供一套实用的教学和临床参考用书。

这套教材选辑了"铁樵函授医学讲义""承淡安针灸学讲义""秦伯未国医讲义""兰溪中医专门学校讲义"和"伯坛中医专科学校讲义"5部分，当然这并不是民国时期中医教学讲义的全部，但是，这是"精华"，这是见微知著，窥"斑"知"豹"。因此，这次能再版这些讲义教材，实属不易，这是科研人员和出版人员的心血和汗水的结晶！

民国时期中医教学讲义的选辑点校出版，是诸多民国时期讲义第一次从图书馆阁楼书架上走下来，与现代中医学子、广大师生和医务工作者见面，肯定会得到广泛的欢迎和喜爱。我相信，今后会有更多的民国时期中医教学讲义陆续再版。这次开拓创新之举，必将对中医教材改革起到促进作用，对中医学术发展起到推动作用，必将有助于中医药学的再创辉煌！

中国工程院院士

程莘农

2012年5月于北京

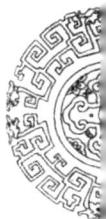

余　序

　　中国中医科学院和光明中医杂志社等单位的相关专家，他们合作纂辑点校了《民国名中医临证教学讲义选粹丛书》，我在展阅后不胜欣悦。此选辑刊行是对以儒学奠基的中华传统医药文化领域一项新的贡献。

　　在中医药学传承、发展的历史长河中，民国时期处于"西学东渐"益趋鲜明、旺盛的岁月。当时全国的中医院校当然不能与新中国成立后相比，但名医名著亦较为昭著、丰富，而医药教学则以"师带徒""父传子女"作为"主旋律"，但在一些较大的城市或某些地区，也创办了若干中医院校。回忆在上世纪三四十年代，我在上海读中小学阶段，市内有中国医学院、新中医医学院、上海中医专科学校、中国医学专修馆等校；在此以前的民国前期，上海有丁甘仁先生主办的"上海中医专门学校"，在当时是卓有影响的中医名校，培育了众多的后继杰出人才，该校前辈们所编撰的教学讲义，惜已流散失传殆尽。先师秦伯未先生是丁甘仁先生的高足，他从事中医教学数十年，早年成立"秦氏同学会"，自编了多种中医教材，传世者几希。现《民国名中医临证教学讲义选粹丛书》的编者们，能从多种渠道探索授求，并予选

1

辑、校释，可谓是对我国优秀传统文化传承的历史性贡献，因为它反映了这段历史时期的中医教学讲义不同于今古的学术内涵和教学风格。

中华人民共和国成立后，中医的临床、教学渐趋正规。1955年，原卫生部组建了中医研究院（现中国中医科学院），组织专家们主编了九种中医教材，江苏省中医进修学校也编纂了多种中医教材。1956年，我国部分地区建立了中医高等院校，在原卫生部中医司首任司长吕炳奎同志的倡导下，组织各院校编写了基础与临床的各科教材，经过多次审订、修改，产生了全国中医高校统一应用的多种教学讲义，并在数十年中多次修订、改版，教学内容趋于系统、全面而丰盈。当然也存在一些不同的看法，但鄙见认为：不同历史时期的中医教学课本内容仍有相互交流、取长补短的学术价值。民国时期的教学讲义，其中的"重经典、重临床"以及部分教材中的中西医学术融会，是其主要学术特色，也是它所展示具有重要参阅价值的学术平台，值得予以深入研究。

我在阅习了《民国名中医临证教学讲义选粹丛书》后，为编者们的精心纂辑和出版社同仁们的慧眼相识通力协作，感触良深，并殊多欣慰，遂漫笔以为序。

中国中医科学院

余瀛鳌

2016年12月

2

　　民国时期（1911—1949）是中医学发展独特的、多难的时期，然而，由于人为地分类，民国时期的中医典籍未被划到古医籍中，故而不被列入中医古籍整理出版之列。因此，民国时期的许多中医著作一直没能与广大读者见面，尤其是民国时期中医教学讲义。随着许多老前辈、老中医的退休、仙逝，很有可能就被淹没。现在，中医学教学模式、中医学教材的改革被提到当前中医教育改革重要的议事日程，此时此刻，选辑点校整理出版民国时期中医教学讲义，一可填补民国时期中医书籍讲义类出版之空白，二可为当前中医教改和教材编写提供参考、启迪思路。这也是这次选辑民国时期中医教学讲义的意义所在！

　　民国初期，由于当时的北洋政府将中医教育在整个国家教育体系中漏列，导致中医界的奋起抗争，中医界有志之士积极筹办中医学校，以期既成事实，希望当时的政府承认中医教育的合法性。由此，服务于学校面授及函授教育的教材就应运而生了。然而，由于历经国内战乱和抗日战争，再加之印刷技术的局限和信息交通不便，使许多优秀的中医学讲义未能幸存。本次我们收集了恽铁樵全部医学教学讲义、秦伯未国医讲义、承淡安针灸学讲义，以及张山雷和陈伯坛编著的部分中医教材讲义进行点校整理以类汇编，共收讲义39种，按类分为15个分册，以期尽可能地反映当时中医药教学的情况。这些讲义分属中医基础理论、针灸学、内科学、中医经典类、临床类等，还有充分体现衷中参西的内容。

2006年，我们就开始了对民国时期中医药文献的现存状况进行调研，并对文献整理和保护加以研究，提出"民国中医药文献抢救整理的思路及设想"，论文发表于中国科技核心期刊《中国中医药信息杂志》2006年第11期，引起同行专家的关注。在众多医史文献专家的支持、指导、帮助下，我们开始了民国时期中医教学讲义的收集、整理工作。近几年间，由于工作繁忙，收集、点校整理工作在艰难地持续地缓慢进行着，我们始终坚持着，为了中医梦，不抛弃，不放弃！天道酬勤，柳暗花明，我们的工作终于得到中国中医科学院中医药信息研究所领导的重视，使我们更有了干劲，信心更足，从而促成本套丛书得以顺利面世。

本套丛书是中国中医科学院自主选题研究项目"民国中医药教材调研及代表性教材整理研究"（项目编号：ZZ070326）成果之一，在此衷心感谢中国中医科学院中医药信息研究所领导对本项目的支持；感谢众多医史文献、教育、临床专家的悉心指导；感谢全国各地图书馆对我们工作资料收集等方面的帮助。同时，对各位参与丛书点校、整理和研究的工作者的辛勤劳动、无私奉献精神和干劲，表示敬佩和谢意！对中国医药科技出版社的鼎力出版，表示感动、感激和感谢！

最后还是要说明一下，本丛书仅是民国时期优秀中医讲义的"豹斑"而已，还需要我们继续努力，收集、整理、点校、出版更多更好的民国时期名中医教学讲义，以飨读者。毋庸讳言，本丛书中或许存在着这样那样的不足和疏漏，恳请各位专家、同仁、广大读者批评指正，以求修订和完善！为了实现美好的中医梦而共同努力！共同进步！

《恽铁樵临证基础讲义》

《脉学讲义》

《十二经穴病候摄要》

《医学入门》

《病理概论》

《病理各论》

《神经系病理治要》

《恽铁樵医学史讲义》

《医学史》

《医家常识》

《恽铁樵内经讲义》

《内经讲义》

《群经见智录》

《课艺选刊》

《答问汇编》

《恽铁樵伤寒论讲义》（上）

《伤寒论讲义》

《恽铁樵伤寒论讲义》（下）

《伤寒广要》

《恽铁樵金匮要略讲义》

《金匮要略辑义》

《金匮翼方选按》

《金匮方论》

《恽铁樵温病讲义》

《温病明理》

《热病讲义》

附：《热病简明治法》

《章太炎先生霍乱论》

《霍乱新论》

《梅疮见垣录》

《恽铁樵临证各科与药学讲义》

《杂病讲义》

《妇科大略》

《幼科讲义》

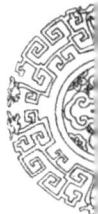

《药物学讲义》

《验方新按》

《恽铁樵临证医案讲义》

《药盦医案》

《临证笔记》

《秦伯未国医基础讲义》

《生理学讲义》

《诊断学讲义》

《药物学讲义》

《秦伯未国医临证讲义》

《内科学讲义》

《妇科学讲义》

《幼科讲义》

《张山雷脉学讲义》

《脉学正义》

《张山雷中风讲义》

《中风斠诠》

《陈伯坛金匮要略讲义》

《读过金匮论》

《承淡安中国针灸学讲义》

《中国针灸学讲义》

编者

2016 年 12 月

于北京·中国中医科学院

4

整理凡例

一、原书系繁体字本，今统一使用简体字；通假字或异体字径改，如"藏府"一律改为"脏腑"，"纤微"均改为"纤维"。

二、原书系竖排本，现易为横排本，依照惯例，书中的"右"或"左"字，径改为"上"或"下"字，不出注。

三、正文按内容分段，并按现代汉语规范进行标点断句。

四、本书以点校为主，凡书中明显刊刻错误，予以径改，不出注。如：本与末，已与己，岐与歧，大与太，佗与陀，臀与臂，隔与膈，温与湿，热与熟，炮与泡，等等。对个别疑难字词酌加注释。校注及注释均采用页下注形式。

五、原底本中的双行小字，今统一改为单行，字号较正文小一号。

六、原书中的医学名词，有与现代不一致处，仍依其旧，保留原貌。如白血球、阿司匹灵等。

七、原书药名错误径改，不出注。如芫花（误为"莞花"），辛夷（误为"辛荑"），蒺藜（误为"夕利"）等。

八、原文所提及的书名一律加书名号。书名为简称时，为保持原貌，不作改动。个别比较生僻、容易产生歧义的加注说明。

九、为方便读者查阅，原书有目录的照录，补上序号；原目录与正文不一致者，则依照正文改正；原书无目录的，依据正文补上序号和目录。

十、书中的一些观点与提法，有的带有明显的时代局限性，但为保持原著的完整性，本次均不作删改，希望读者研读时有分析地加以取舍。

十一、本丛书的整理和点校严格按照古籍整理原则进行，尊重历史，忠实原著，除上述说明外，凡改动之处，均出注说明。

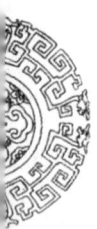

本 册 总 目 录

中风斟诠 /1

中风斠诠

张山雷　著

杨建宇　吴文清

孟凡红　魏素丽　整理

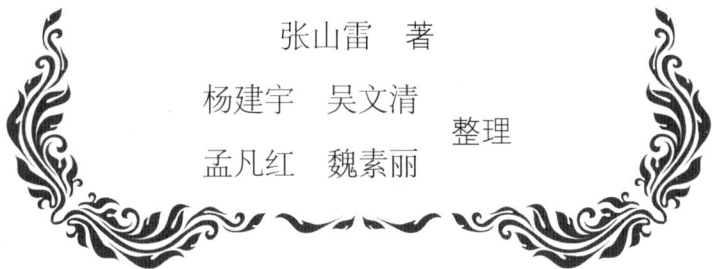

内 容 提 要

张山雷（1873—1934），人名寿颐（原名寿祥，字颐征），江苏省嘉定县（今属上海市），著名的中医思想家、中医临床实践家、教育家。后因母病风痹，经常延医服药，遂弃儒习医。先后拜师于老中医俞德珝、侯春林、黄醴泉等。1914 年，从学于朱阆仙门下，并协助其师办学，担任教务主任，亲自编写各种教材。1916 年执教于神州医药专科学校。1920 年，至浙江兰溪担任教务主任之职，并编写讲义。1934 年农历五月初八，张山雷逝世于浙江兰溪，终年 62 岁。主要著作有：《中风斠诠》《疡科纲要》《沈氏女科辑要笺正》《小儿药证直诀笺正》《古今医案平议》《脉学正义》《本草正义》等。其中尤以《中风斠诠》《疡科纲要》《脉学正义》三书最具学术价值。与张锡纯、张国华有"三张三达"的美誉。

《中风斠诠》是张山雷在张伯龙《雪雅堂医案·类中秘旨》的基础上，引证古籍，进一步发挥而成的。全书共分 3卷，卷一为中风总论，卷二为内风暴动的脉因证治，卷三列古方平议。该书创立了中风新说，以经典医籍为基础，融会贯通中医理论，并结合临床特点编写，融会中西学说，阐述中风病名证治，并细化、具体化中风病证；并指出内风之动，由于肾水虚、肝木旺，治疗当分两层：滋肾之虚，为治病之本；潜镇肝阳，为治病之标。守定镇肝息风、潜阳降逆之法，适当佐以开泄痰浊，方能切合病情。见解独特，具有重要的临床指导意义。

目前有 1922、1932、1933 年兰溪中医学校石印本，1932 年兰溪协记书庄铅印本及 1947 年上海尊圣善会铅印本。此次整理以 1922 年浙江兰溪中医学校石印本为底本并参考了其他版本。

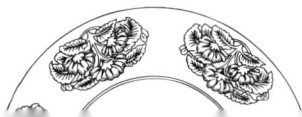

目录

张序 ·· 7

中风斠诠自序 ····························· 13

后序 ·· 22

卷第一 ··· 25

中风总论 ····································· 25

第一节 论风之为病以外因内因为两大纲 ········ 25

第二节 论中风之病 汉唐治法皆是外因 金元辨证

乃识内因 ································ 27

第三节 论昏瞀猝仆之中风 无一非内因之风 ······ 36

第四节 论医学家类中之病名 不如径作内风之明显 ··· 46

第五节 论《甲乙经》之中风本是外因 而始有以内

风之病认作外风之误 ················· 48

第六节 论仲景伤寒六经皆有中风 本言外感之风

而后人误以内动之风附会 六经遂有中风

中经络一说 ··························· 54

第七节 论《金匮》之中风本言外因 而所叙各证皆

是内因之误 ··························· 59

第八节 论续命诸方 古人本以专治外因之寒风 而已

并用寒凉 可见古时亦是肝火内燔之证 ······ 70

4

第九节　论古书所谓真中风之病必不多有 ………… 72

第十节　论张伯龙之《类中秘旨》 ……………… 75

第十一节　论张伯龙之所谓阳虚类中 …………… 111

第十二节　论今人竟以昏瞀猝仆为脑病之不妥 …… 114

第十三节　论时病杂病亦最多气血冲脑之证 ……… 117

第十四节　论阴寒之气上冲　亦能激动脑神经而失
　　　　　知觉、运动　发为昏厥、暴仆、痉直、
　　　　　瘛疭等症 ……………………………… 119

第十五节①　论昏愦暴仆之病未发之前必有先兆 … 121

卷第二 …………………………………………… 123

内风暴动之脉因证治 …………………………… 123

第一节　脉因证治总论 …………………………… 123

第二节　脉法总论 ………………………………… 124

第三节　治法总论 ………………………………… 129

第四节　论闭证宜开 ……………………………… 131

第五节　论脱证宜固 ……………………………… 136

第六节　论肝阳宜于潜镇 ………………………… 138

第七节　论痰涎宜于开泄 ………………………… 142

第八节　论气逆宜于顺降 ………………………… 144

第九节　论心液肝阴宜于培养 …………………… 145

第十节　论肾阴渐宜滋填 ………………………… 146

---

① 第十五节：此节内容原无，据1958年上海科技卫生出版社本补。

第十一节 论通经宣络 …………………………… 147

卷第三 ………………………………………………… 150

古方平议 ……………………………………………… 150

第一节 古方总论 ………………………………… 150

第二节 开关之方 ………………………………… 152

第三节 固脱之方 ………………………………… 156

第四节 潜镇之方 ………………………………… 164

第五节 化痰之方 ………………………………… 177

第六节 顺气之方 ………………………………… 186

第七节 清热之方 ………………………………… 188

第八节 滋养之方 ………………………………… 206

第九节 通络之方 ………………………………… 212

第十节 风家服食之方 …………………………… 220

第十一节 通治中风方之辨正 …………………… 223

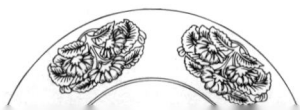

张　序

　　吾华医学，昉于上古，盛于汉唐。论杂病者，自《素问》以降，莫不以仲景《金匮》、皇甫士安《甲乙》、巢氏《病源》、孙氏《千金》、王氏《外台》诸家为轨范。诚以汉唐家法，辨证论治，具有精义，可为万世不易之法守。不比宋、金、元、明诸书，时以泛滥空言充篇幅，作皮相语也。独至中风一证，昏厥暴仆，无非肝阳不靖，生风上扬，而证以古书，则此是内动之风。《素问》本不在中风之例，至《金匮》《甲乙》而始谓之中风，方且皆以为外感之寒风，则与肝气自旺、火盛风生之义，枘凿不合。而后之作者，无不祖述《金匮》，皆以外风论治，疏风散寒，习为常例。《千金》《外台》方药最夥，辛散温升，如出一手。直至河间、丹溪之论出，而始知为火为痰，病属内因，本未尝感触外来之邪风。然议论虽互有发明，而所述治法，犹恋恋于古人续命诸汤，终不能为内风昭示正轨。盖识病之误，已在汉唐诸大家，则后之学者，纵有觉悟，亦不敢大放厥辞，直抉古人之谬。而是病之误为古书束缚，固已二千年矣。

　　近数十载，欧风东渐，新学大昌，其论此病，谓是血冲脑经所致。但就其病名言之，岂不与中医之所

谓中风者分道而驰，不可强合。然蓬莱张氏伯龙①
《雪雅堂医案》则据《素问》"血之与气并走于上，则
为大厥"一节，谓即肝火自炽，生风上扬，迫令气血
逆涌，冲激入脑，震动神经，而失其知觉、运动之病。
融会中西学说，以阐明此病之渊源，信而有征，同条
共贯，可为中外医学沟通之初步，岂非科学中一大发
明！其治法惟以潜阳镇逆为主，使气血不升，脑不受
激，则汹涌波澜，顿然平定。但从大处落墨，披大却，
导大窾，而一切兼证，无不迎刃而解，日月出矣，爝
火俱熄，乃令读者陡然觉悟，心目为之轩爽。惟是内
风上扰，必挟胸中痰浊，随气而升，故当昏瞀眩仆之
时，痰涌涎流，十恒八九，临时急救，必以泄降浊痰
为第一要义，而滋腻药物皆非所宜。伯龙知参术壅气
之不可误投，而反欲以二地、阿胶与镇逆潜阳并进，
尚是未达一间，此则误读立斋、景岳诸书，未免贤者
之过。同学张子山雷，早弃儒冠，殚精医术，读书万
卷，寝馈廿年，阅历既多，具有心得，能以古书供其
运动，而不受古人之愚。每谓中风一病，古今议论，
都无真解，独于伯龙之《类中秘旨》一篇，服膺最
挚。第微嫌其镇肝滋肾，不分次序，则当气升痰塞之

————————

① 张氏伯龙：即张士骧。清代医学家，登州（今山东蓬莱）
人。曾师事唐宗海，并与唐共作《本草问学》2 卷（1893）。1893—
1903 年间，编《雪雅堂医案》2 卷，又撰《类中秘旨》1 篇，附于医
案之末。

时，黏腻适以助壅，难收潜降摄纳之功。乃为之分别缓急，条举治法，而先引证古籍，辨明内因外因，罗罗清疏，如指诸掌。然后是病之来源去委，昭然若发蒙。书成三卷，名曰《斠诠》。斠，不平者而使之平，洵为治是病者绝无仅有之正鹄。伯龙开其源，得山雷氏导其流，于是临证处方，铢两悉称，而今而后，内风暴动之变，始得卢循续命之汤，裨益于医界病家，必非浅鲜。惟其辨正古人之误，虽以《金匮》《甲乙》举世所共知，为医学大宗者，皆在纠绳之列。翻尽古人成案，犹恐笃信好古之儒，或有疑其持论太奇，未敢轻信者。要之，内风、外风在《素问》中显有区别，至《金匮》而始，以内风诸证皆作外风，殊非《素问》所谓中风之真旨，即据《素问》以正汉唐之误。而《金匮》《甲乙》诸书，不得不谓其自有误会。况乎今之实验，既有明征，则古之成方，信多贻祸。民命至重，讵可不辨？此事实之不能模棱两可者，初非眩异矜奇，好与古人作无端之饶舌也。若以介类潜阳之品，专治气火上浮、肝阳内动之病，则宋人白沙许学士真珠母丸已开其例，而近贤孟英王氏颇擅其长。文彦业师吴门黄醴泉先生，亦喜用之。龙牡、龟鳖、贝齿、珠母、玳瑁之属，连类而书，不嫌复叠。镇摄之力，视伯龙所言，殆十倍之，而其力始专，其效尤著，狂澜砥柱，乃可撑撑。山雷此编，固以伯龙之论，触类旁通，阐幽烛隐，而得此绝大之觉悟。然专倚介

9

类以建殊勋，盖即从孟英、醴泉诸家之治案悟出，非拘拘于伯龙一家之言者，且专用潜镇以定内风，亦非伯龙之本旨。伯龙意中，固欲以潜降与滋填并进也。此山雷之缜密，固有较胜于伯龙者，青出于蓝，洵非虚语。而孟英诸家之治验，殆其旁证之得力处耶。山雷又有《古今医案平议》之作，亦将就绪，其"内风脑神经病"一编，采集近贤治案，可见一斑。敢书所见，以质山雷，其以为知言否，僭加评骘，并为点句以归之，尚其速付手民，唤醒俗学，俾呻吟床第者，早得针膏肓而起废疾，则书生之有用于世，功德亦不为小矣。爰叙涯略，以告世之治此学者，要亦医林之一大关键，非彼抄胥家所可同日语也。吾道中不乏读书明理之才，必不以鄙言为阿私所好。

时民国六年辰在丁巳冬十月
同学弟同邑张文彦洛钧氏序于沪城寓居之半庐

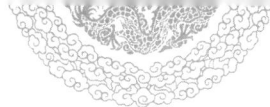

洛钧少寿颐八岁，幼习举子业于本邑之南翔镇李眸云先生门下，与颐有同门谊。后颐从同邑黄墙村朱阆仙先生习医，洛钧亦弃儒，而在沪从黄醴泉专治此学。醴泉笔下轻灵，为沪城寓公前辈。洛钧从之游者五年，尽得其前后三十年治案十余巨册，入手既正，所造自醇。光绪之季，颐寄寓沪滨，旧雨重逢，所学者同，过从益密。盖十年来无三五日不见，见则非此道不谈，相与纵论古今各家得失，而证之以彼此经验，实地磋磨，获益不浅。洛钧又尝从西学家习治疡术，嫌彼所用药，止能防毒防腐，而于退毒围毒、止痛拔毒、去腐生肌诸法，中医旧学，未尝不详尽缜密。独惜市肆中通行疡科各书，大都模糊浮泛，无一精切适用之本，常从颐讨论黄墙朱氏外科法，颐乐得同嗜。吾道不孤，为之指示窾要，苟遇大症，互约同勘，恒能识得奥义，心与神归，好学殷拳，而临证详慎不苟，侪辈中胡可多得！

丁巳秋仲，颐辑是编，初稿就绪，持以相质，蒙题是序，而详加眉评，为之点句，誉吾太过，不免阿私所好之嫌，止以缔交有年，深识此中甘苦，颇能道着寿颐欲言未言之隐，同心兰契，肺腑铭之。孰意天不假年，遽于戊午夏五，偶遭时疾，一病浃旬，竟尔长逝，年甫三十有八，所学未竟，能无痛绝？颐挽以联云："廿年前槎上论交（南翔镇古称槎溪），少谈文，壮谈医，此道难得真传，何幸声气相求，阐旧说以启迪新知，吾亦自豪，也算恫瘝在抱；十稔来沪滨同客，奇共赏，疑共晰，拙著且蒙心许，那料人琴永诀，染微疴而竟辞浊世，天胡太酷，忍教学术长埋。"盖指实也。

今将拙稿订正一过，思以问世，痛神交之难再，哀旧雨之无闻，重读是序，易禁泫然，附识数行，冀存梗概，良足伤已。

壬戌初夏　寿颐识于浙之兰溪中医学校

中风斠诠自序

中风之病，猝然倾仆，痰壅涎流，而瘫痪不仁、舌强语謇、痉厥瘈疭、抽搐昏愦诸危症接踵而来，甚则不动不言、如痴如醉。世之医者，无不知是险候，而殊少捷应之治验。即遍考古今医籍，亦莫不各有议论，各有方药，然寻绎其词旨，大都模糊隐约，疑是疑非，所以如法治疗，亦复无效。〔批〕古人未知有气血上菀脑神经病之理，所以议论无不隔膜，则所定诸方又安得有效？

近之西国医家，则谓此是血冲脑经之病，又有称为脑失血、脑溢血及脑血管破裂者。观其命名之义，固是离乎中医旧说，别有发明。且据其剖验所见，凡以是病死者，其脑中必有死血及积水，是血冲人脑，信而有征。〔批〕此是确实证据，则古人共认为外来之邪风者岂非大误？顾血行于络脉之中，何故而上冲伤脑，竟致血管破裂，则治彼之学者，亦未能明言其原理，是以亦未闻有切近之治效。

近人蓬莱张士骧伯龙氏《雪雅堂医案》尝论是病，则据《素问·调经论》"血之与气，并走于上，则为大厥。厥则暴死，气复反则生，不反则死"一节，而参用西学血冲脑经之说，谓脑有神经，分布全体，以主宰此身之知觉、运动，凡猝倒昏瞀、痰气上壅之中风，皆由肝火自旺，化风煽动，激其气血，并走于上，直冲犯脑，震扰神经，而为昏不识人、喎斜倾跌、肢体不遂、言语不清诸症，皆脑神经失其功用之病。〔批〕引证古书，吻合无间，即参西学，又是明白晓畅，精切不浮。似此论病，真是古人所未有。苟能于乍病之时，急用潜阳镇逆之剂，抑降其气火之上浮，使气血不走于上，则脑不受其激动，而神经之功用可复。〔批〕醍醐灌顶，魂梦俱安。既以申明《素问》气血并走于上之真义，复能阐发西学血冲脑经之原由，则新发明之学理，仍与吾邦旧学隐隐合符。惟西人据剖解所见，仅能言其已然之病状。而伯龙氏引证古籍，更能推敲其所以然之病源，言明且清，效近而显，贯通中西两家学理，沆瀣一气，而后病情之原委，治疗之正宗，胥有以大白于天下后世，洞垣一方，尽见症结。始悟古今诸书，皆未能明见及此，无惑乎凡百议论，多不中肯，遂令百千古方，不得幸图一效，则是病之所以号称难治者，其实皆不能识病之咎也。〔批〕有此发明，有此实验，正不防推倒一切。

寿颐尝治甬人胡氏七十老妪，体本丰硕，猝然昏瞀，不动不言，痰鸣鼾睡，脉洪浮大，重投介类潜阳，开痰泄热，两剂而神识清明，行动如故。〔批〕此实地经验。

又，治南翔陈君如深，年甫三旬，躯干素伟，忽然四肢刺痛，不可屈伸，虽神志未蒙，而舌音已謇，其脉浑浊，其舌垢腻，大腑三日不行，则授以大剂潜降、清肝泄热、涤痰通腑之法，仅一剂而刺痛胥蠲，坐立自适。乃继以潜阳化痰，调治旬余，渐以康复。〔批〕又一确证。

又，尝治热痰昏冒、神志迷蒙、语言无序者数人，一授以介类潜镇、泄痰降逆之品，无不应手得效，覆杯即安。乃循此旨以读古书，始知《素问·生气通天论》"血菀于上，使人薄厥"一条，亦即此内风自扰，迫血上菀之病。更与西学血冲脑经之说，若合符节。盖《素问》此病，本未尝有中风之名。凡《素问》之所谓中风，皆外感之风邪也。分别外因、内因，最是清晰，初无一陶同治之误。

自《甲乙经》有偏中邪风，击仆偏枯之说，乃始以内风之病，误认外风。而《金匮》以后，遂以昏厥暴仆、瘫痪不仁诸症，一例名以中风，且比附于《素问》之所谓中风，于是内因诸风，无不以外风论治。此其误实自《金匮》《甲乙》开其端，而《千金》《外台》承其弊，反将《素问》之内因诸风忽略读过，不复致意。〔批〕读书得间。是编之敢于纠正《金匮》《甲乙经》者，其所据即在于此。苟能起仲景、士安于九京，当亦自知误会。于是《金匮》《病源》《千金》《外台》诸书，后学所恃以为汉唐医药之渊海者，绝少内风之切实方论，讵非一大缺憾？〔批〕古无专治内风之方药，真是缺典。且令后之贤哲，如河间、东垣、丹溪诸大家，论及昏瞀猝仆之中风，虽明知其为火、为气、为痰，病由内发，无与乎外感之风，而犹必以小续命、大秦艽、羌活愈风诸方，虚与委蛇，姑备一说。岂非以脑经之理，古所未知，则见此无端暴病之或㖞口眼，或废肢体，或更不识不言者，终不能窥测其所以然之故？犹疑为外感邪风，错杂其间，此即中风之名。有以误之，遂视古来相承不易之散风解表一法，必不敢独断独行，直抉其谬，而内风、外风之治法，仍依违于两可之间，则必使患是病者百无一愈。〔批〕为古人说出依违两可之原委，真情实理，全赖作者体贴入微，方能有此深入显出之语。总之，古人于此病，皆未能识得真切也。擒贼擒王，不当支支节节，琐碎繁碎，反无一效。

今者得有伯龙此论，而《素问》之所谓气血上菀，及西学之所谓血冲脑经，皆已昭如云汉、炳若日星。凡是古人误认外风之议论方药，自不得不扫尽浮言，别树一治疗之正轨。惟是追溯致误之源，则自《素问》而外，即《甲乙》《金匮》已多疑窦，更何论乎唐宋以降。苟非证明其沿误之渊源，必有好古之士，致疑于新发明之学说大异乎千载相承之旧，而不敢坚其信用者，则泥古之弊尚是无形，而临证之害伊于胡底。因是不辞愚昧，专辑一编，借以研求始末。乃知《素问》辨别之精审，以及汉唐误会之源流，未尝不马迹蛛丝，隐隐可见。〔批〕翻案太大，不得不仔细推敲，表明源始，此编之所以议论反复，近于繁冗也。且寻绎《千金》《外台》中风各方，亦时有清热潜降之剂，更可知古人固恒有此肝阳上凌之病，但以习俗相沿，鲜有直断为内热生风者，则虽有良方，而后学亦不易悟得其妙用，坐令临病之时，束手无策，宁不可叹！〔批〕此亦确证。何得谓古之中风，必非今之气血冲脑？

爰为考证古今，疏其要旨，并述治疗次第，具列于篇。若其兼见之症，如口眼㖞斜、肢体瘫废，或为舌短语謇、神迷言糊，或为痰塞昏蒙、痉厥尸寝，在古人不知是神经为病，恒欲分证论治，各立专方，求其一当，未尝不阐幽索隐，大费心思。岂知扪烛扣槃，全非真相，则不揣其本而齐其末，卒无效力之可言。今惟以潜降为主，镇定其气血上冲之势，使神经不受震激，而知觉、运动皆可恢复。凡百兼症，胥如云过天空，波平浪静，正不必分条辨证，游骑无归。纂辑经句，缮成三卷，准今酌古，似尚能识得机宜，裨益实用，持论务求其平，因以"斠诠"为名，贻诸同志。但期为病者得有切近之治验，是于民命不无小补，或亦贤于无所用心者乎！

民国纪元丁巳十月

嘉定张寿颐山雷甫自序于沪北寓斋

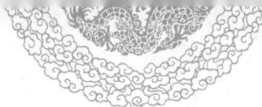

序中所述陈如深之治验，其病在丙辰七月，初觉髀枢不利，不半日而两足掣痛，并及右手。颐至诊视，已第三日，则四体俱僵，仰卧不可一动，引手察脉，即大痛呼号，惨于刀刃。其脉弦大有力，虽不甚洪数，而指下浑浊模糊，舌苔又满白垢腻，已知是痰壅气升之病。惟肢节痛楚，颇似风寒湿邪三气杂至之痹证。语言尚是清楚，而有时已觉謇涩。因询其颊车是否如常，则曰自今日起，已渐渐牵强。遂直断为肝火不藏，气血挟痰，上冲入脑，震动神经之病。是以病发猝暴，忽然而至。惟时大腑三日不行，有欲解不得解之意，盖升多降少，地道不通，而气血上菀，神经为病，未有已也。因以清肝潜降、泄热涤痰、疏通大腑为剂，方用羚角尖水磨冲服五分，生石决、生牡蛎、紫贝齿各一两，生玳瑁、青龙齿、生磁石各六钱，皆先煎，陈胆星、天竺黄、仙露半夏、生白芍、莱菔子各三钱，石菖蒲根、盐水橘红各一钱，礞石滚痰丸五钱，另用淡竹沥三两，加生姜汁三五滴，分三四次温服。甫尝一剂，是夜即掣痛大定，自起如厕，二便畅行。明日复诊，即安坐床头，屈伸自若。此是肢体大病，初亦不敢必其果有捷效，而竟能应手有功者，则神经为病，动则俱动，**静则俱静**，足征伯龙所论，确是此病一定

18

不易之真情。设或误认痛痹，投以疏风宣络、行经发散之剂，岂不气火愈浮，助其激动？为害又当何如！迨今岁八月，陈君又忽患髀关牵强，其时适发过疟疾二次，误谓外感未清，自服桂枝、柴胡、羌活、川芎等各三四分一服，遂致四肢大痛，不可转侧，牙关紧闭，舌短不伸，神志欲昏，殆将痉厥，乃悟及丙辰旧恙，飞函邀颐，而又自服潜镇化痰之法。比及颐至，则牙关已舒，手足已运，神清言楚，掣痛胥蠲，诸危症皆已锐减。则辛温通络之害，及潜阳摄纳之功，两两相形，尤其显著。惟脉来混浊，舌苔垢腻，见症与前年无异，仍授潜镇化痰，调治浃旬，任事如故。此君两度僵卧，见者无不以为势且瘫废，而幸能投剂速效者，是伯龙氏发明治法之第一实验。盖自有此病以来，固鲜有此如鼓应桴者，始知从前病家之误于古方者，当必不少。至今日而知是病之未尝不可治，则其他病理之未经阐明者，殆难悉数，寿颐因之而尤为兢兢焉。此病以西学家有血冲脑经之说，而伯龙因以悟及《素问》"气血并走于上"之一节，颐更以悟及"血菀于上"之一节，今得亲自经验，而确信经文二节，果为是病而设。〔批〕不以新发明而自负，转以得实验而自视欣然。似此虚怀若谷，非大有学问人，安肯道只字？然欲求真实之学，亦必须如此存心，乃能日进。使习医者皆能学到吾师之虚心，则国学昌明，正未有艾。愿同道者共书诸绅，复何患中医之江河日下，而为治新学者所垢病耶！祖培附识。

　　然《素问》一书，凡在医家，何人不读？读之而不得其意，则姑且付之阙疑，不求甚解，此亦读古书者无可奈何之事。颐以有此实验，而始敢谓能读《素问》之二节，始敢谓能治是病。则《素问》之不能读者何限，而民病之不能治者亦复何限？于此可知上古之医理为不可及，而汉唐以下之议论有未可恃者。

呜呼！医岂易言哉？世有好学深思之士，能于临证之际，时时细心体验，使病理渐渐昌明，可以与人共喻，庶乎吾邦医学，始有进步可言。若仅能人云亦云，随声附和，抑末矣。

己未九月　寿颐又记

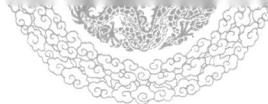

点句非古也，然以清眉目便读者，则句逗自不可少，况乎书中关节正如画龙点睛，尤宜揭出之，以求醒目。迩来新书多用此法，自有深意，山师是编，既为洛钧先生点勘一遍，更加眉评，甚是爽心豁目，惟序言二篇皆未之及。祖培从吾师游已逾六年，久承提命，于吾师心法，差能领略一二，谨为句读，并书拙见，僭注于眉，当亦为同嗜者所许可也。

受业曹祖培谨注

后　序

医之为学有二要焉，曰理论，曰治验。理论者，所以探讨病机之原委；治验者，所以昭示用药之准绳。有治验而理论不足以申明之，则本末未详，尚是偶然之幸中；有理论而治验不足以证实之，则空言无用，徒贻覆瓿之讥评。吾国医书多以理论见长，充其弊也。甚至竞骋辞锋，而恍惚杳冥，难征实效。然亘古以来，病机之愈阐愈详，而得收效果者，亦正不少，则理论尤为治验所自出者也。西医之心法，在新发明而不在学古训，故其言曰，无学问之经验，优于无经验之学问，是重于知新，轻于温古之明证。为是说者，盖亦有鉴于中医之空论太多，为徒读父书、食古不化者，痛下针砭，未始非实事求是之一道。然仅凭经验，而学问不足以济之，则经验必有时而穷，而所得之经验，又何以说明理由，与人共喻。且彼之所恃以为经验者，器具精良，解剖细密，可谓尽验病之能事。而试为研究其治疗之实效，则果有新发明者，固是所向有功，无投不利。若其普通治法，则孰得孰失，亦正与中医之人云亦云者，未易轩轾。且有时明明验得实在之病状，而理论不足以畅发之，则亦不能洞烛病机，而所治亦未必遽效。惟以中医理法为之曲曲证明，而始知其剖验之不诬。则彼之经验，赖有吾之学问以引申之，而后相得益彰，如响斯应。

此吾师张山雷先生《中风斠诠》一编，实由学问中生经验，而能以理论申明其治效者也。原夫昏瞀猝仆之病名中风，本是汉唐以后之通称，而证之古书，则《素问》中有是病，无是名，知《金匮》以下之皆作外风治疗者，初非上古医学之正轨。吾师据此以正汉唐诸家之误，是理论之最透辟而确然无疑者。近之西国医家，验得血冲脑经为病，而知其然不能知其所以然，遂觉血何由冲，脑何由病，皆在模糊疑似之间，莫能探索其真相。迨张伯龙以《调经论》之气血并走于上释之，而其理始明；吾师又以《生气通天论》之血菀于上证之，而其情更著。则新学家徒恃无学问之经验者，固不如更以学问佐之，而经验乃信而有征。于此始悟内风上扰之病，《素问》中言之最详，"巅疾"二字，已是习见。王启玄注在巅之疾，不啻明言脑受其病，而气上不下，上实下虚诸条，岂不与西学冲脑之说，彼此符合？

惜乎读者不察，误入迷途，致令自汉以下，讹以传讹者，垂二千年。而金元名贤，如河间、丹溪诸公，能知病由内动，为火为痰，而终不能直揭汉唐治法之误者，皆为《金匮》"寒虚相搏，邪在皮肤"一节印定眼光，竟谓仲景成法，神圣不可侵犯。

今者是编出而始拨重雾以见青天，真是二千年来未有之大彻大悟。但是发明最精，而翻案亦最大，必启俗学之疑。吾师之所以不惮辞烦，反复申论者，其意亦正在此。然窃恐固执之人，读此而犹舌桥不能下也。要知真理论、真治验，非理想家空言涂附者所可等视，是医学中之最上乘。天下之大，必有知音，此则祖培之所敢断言者。请申一说为读者告曰，是编理论，至详且审，果能于精密处细心寻绎，则举一反三，临证时必多适用，正不仅昏瞀猝仆者之惟一捷诀也，爰拜手而书其后。

民国九年岁在庚申孟陬月

受业松江曹祖培伯蘅谨识

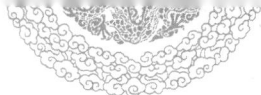

卷第一

嘉定张寿颐山雷甫　　纂辑

同邑张文彦洛钧甫　　评点

上海周鸿铭作人甫

歙县方念祖肇元甫　　参校

受业　黟县汪兴垲景文

松江曹祖培伯蘅　　同参校

含山严　格绍徐

中风总论

第一节　论风之为病以外因内因为两大纲

风者，大块之噫气也。大之而云物晦明，阴霾晴霁，无一非此大气之鼓荡；小之而动息孳乳，草木繁滋，又皆恃此空气为涵濡。吾人生于气交之中，呼吸吐纳，更息息相依为命，尤为须臾不可离者焉。然在天之风，其和煦也，则为生长百物之母；其肃杀也，即为摧残万有之机。而斯人之呼吸长空，赖以生活者，得其和气，则吐故吸新，百骸滋长；而感其戾气，即千变万状，疾病丛生。读《素问》《甲乙》《病源》

25

《千金》等书，于风病言之綦详，叙述病变，亦极繁颐。大率自外感受者，由浅入深，自经络而腑脏幻化百端，不可思议。古所谓善行而数变者，其故可思也。此外因之风邪，为害固已甚厉，凡古人祛风方药，恒主疏邪解表者，诚以外感为病，仍须治之于外，泄而散之，此外因证治之一大纲也。〔批〕外因之风，无不由渐而来，非内风之猝然暴动，一发即重者可比。

而人之生也，常禀五行之气化以迭为消长，则脏腑中自有此涵煦不息之机，以运用其津液气血，而充溢肢体，敷布形骸。古所谓风气通于肝者，则非天空中鼓荡之外风也。其为病也，五脏之性肝为暴，肝木横逆则风自生；五志之极皆生火，火焰升腾则风亦动。推之而阴虚于下，阳浮于上，则风以虚而暗煽；津伤液耗，营血不充，则风以燥而猖狂。所以病至末传，时有风阳陡动，而一蹶不可复振者，是人有此生，又恒与风相为终始。大率自内而发者，由静生动，则猝然而震撼，波谲云诡，一往无前。古所谓风为百病之长者，殆即指此。此内因之风火恣肆，又最难驯。凡古人息风良法，必以潜阳镇定者，诚以内因为病，务必治之于内，安而宅之，此内因证治之又一大纲也。斯二因者，渊源既别，见症亦自不同，而治疗斯各有主义。〔批〕内风为病，其源不一，见症本各不同，治法亦各有主义，惟潜阳息风之品，必不可缺。

假使病是外因，而不为疏泄，则坐令深入，譬犹

中风斠诠

开门揖盗，宁不入室升堂，倾筐倒箧？病是内因而妄与发散，则狂飚益肆，譬犹洪炉鼓扇，宁不摧枯拉朽，栋折榱崩？此则谈医者所必明辨于机先，而不能混淆不清，指鹿为马者。故古之中风，皆是外因，治必温散解表者，所以祛外来之邪风也；今之中风，多是内因，治必潜降镇摄者，所以靖内动之风阳也，诚能判别此外内二因之来源去委，则于古今中风证治，思过半矣。

第二节　论中风之病　汉唐治法皆是外因
　　　　金元辨证乃识内因

中风病名，导源《素问》，演于《甲乙》，并见于《难经》及仲景之《伤寒论》《金匮要略》，下逮隋唐，则巢氏《病源》、孙氏《千金》、王氏《外台》，分析各证，言之尤详，而治疗方药，亦最明备，此皆吾邦医学百世不迁之大宗也。似乎后之学者，欲求中风证治之纲领，必当守此数家之言，奉为圭臬，而可以探骊得珠，生死肉骨矣。抑知言非一端，义各有当，古人立论，各道其道，有不可不分而观之者乎！

夫《难经》所谓伤寒有五，之一曰中风，及仲景《伤寒论》所谓太阳中风之桂枝汤证，固明明外感初步之风寒也。其病在经，未尝深入，则与猝然昏仆之中风，迥不相侔，是必异病同名，不可相提并论。此

27

其义固人人能知之而能言之。不意《千金》《外台》之治猝中风欲死，身体缓急，口目不正，舌强不能语，奄奄忽忽，神情闷乱者，首推小续命汤一方，仍是仲景之麻桂二方加味，则可知彼时之所谓中风，虽其证与仲景之太阳中风不同，而制方之意，固以为即是太阳病之外感风寒，所以用药同此一辙。是盖古人所见身体缓急、口目不正、舌强不语之猝然中风，必有太阳外寒见症，则仍与仲景之所谓太阳中风，无甚差池。所以金元以来，每谓中风中经络者，外有六经形症，通以小续命汤加减主治，张洁古氏且有桂枝续命、麻黄续命等六经加减，号为定法，岂非以风从表受，病在经络立论？是又与《伤寒论》六经皆有中风之意，同一理论。更证以《外台秘要》中风方，首列深师①之桂枝汤、麻黄汤，所治之证，所用之药，皆与《伤寒论》之太阳中风吻合，益可知六朝隋唐之所谓中风，未尝不与《难经》《伤寒论》之所谓中风同一畦町，然必非近今所见眩晕暴仆、痰涎上涌、神志昏迷之中风，可断言也。〔批〕谓续命诸方为附会《伤寒论》太阳中风而作，语虽新奇，却有至理。再申之以方中所用诸药，何以能治身体缓急、口目不正、舌强不语诸病？则虽有仪秦之辨，亦必不能为切当之

———

① 深师：南北朝宋齐间医家。僧人，故又作僧深、释僧深。善疗脚弱脚气之疾。述支法存（胡人，妙善医术）诸家旧方，成《僧深药方》（或作《释僧深集方》《深师方》）30卷，已佚。佚文多保存于《外台秘要》《医心方》等书中。

解说。可见古人制方之时，本在五里雾中，今既大放光明，则似此杂乱无章之古方，必不可复存，以清惑学者视听。作者能推测古人制方之意，宛如身历其境，真是传神之笔。

寿颐按：《千金》《外台》小续命汤，所谓治猝中风欲死，身体缓急，口目不正，舌强不能语，奄奄忽忽，神情闷乱等症，其实已无一非内风暴动，气血上菀，激动脑神经，失其功用之病。何尝有外来之风邪，且何尝有太阳经见症？而制此方者，乃比附于《伤寒论》之太阳中风，合用麻桂二方加味，本不可解，盖制方者知身体缓急、口目不正、舌强不语等症之名为中风，而又见《伤寒论》有太阳中风之明文，遂误认此之中风即彼之中风，因而依门傍壁，竟用太阳经例，制成此怪不可识之方。试问身体缓急、口目不正诸症，何者有合于麻黄、桂枝之功用？而小续命汤诸味，又何者是身体缓急、口目不正、舌强不语等对症之药？此皆百思而不得其解者。乃方下主治，且谓诸风服之皆验，而后人皆称小续命汤为中风之第一要方，终是莫名其妙。兹以其既用太阳之药，姑以为必有太阳证耳。究之身体缓急、口目不正、舌强不语之中风，必非仲景之所谓太阳中风也。

若《素问》《甲乙》之所谓中风，亦皆外感之风邪，大率由浅入深，由渐驯剧，未尝有昏仆倾跌、痰塞神迷之症。盖外风袭入肢体，为患虽各不同，而皆自表及里，循次传变，亦与忽然暴仆、昏愦无知之中风，见症绝异。此惟景岳张氏曾言，《内经》诸风，皆指外邪立论，与神魂昏愦、猝仆痰塞之中风不同，而其他名贤之论中风者，无不以古证今，混而一之矣。

寿颐按：景岳创非风之论，立名未免不正，然能分别外风、内风见症不同，复申言古人之治中风，皆主外风，其论最为清澈，能使后学从此辨证论治，与他书之不分内外二因者，大有上下床之别。惜其生平惯于温补，亦复以腻补温肾之法主治内风，则亦无效。

若今之《金匮》，既名"要略"，中风一篇，寥寥数节，文义不甚贯串，则是断简残编，未能明了。

寿颐按：《金匮要略》之中风，竟以内风暴动之不遂不仁、昏愦吐涎等症，指为风邪之在经在络、入腑入脏，而后之《千金》《外台》，乃无不以祛风散寒之药治昏愦猝仆之内风矣。是外因内因之混合不清，即由《金匮》开其端，最是疑窦，后有专论详辨之。

至巢氏《病源》，则分析各证，言之甚详，而《千金》《外台》中风之方，竟成巨帙。然统观此三书之论证用药，几无一不从外风立法。凡是㖞僻不遂、痿躄不仁、瘫痪不用等症，皆以为邪风之外袭。即至神情瞀乱、昏不识人、痰壅涎流、舌强不语之候，近人所谂①知为内动之风者，在古人亦必以为外风之人腑入脏。则用药惟有散风泄表之一途，麻桂羌防，几于千方一律，且皆为寒风设法。则解表之剂，必主辛

---

① 谂：同"审"，知道。

温，姜桂椒辛，天雄乌附，俯拾即是。虽其间亦时有芩连石膏寒凉之品，而恒与温中解表并辔以驰。是皆古人主治中风之定法，固无不以为外因之寒风也。

寿颐按：《千金》《外台》中风之方，亦间有凉润清热之剂，而如徐嗣伯①、许仁则②之方论，且发明内热生风之旨，实为河间、丹溪之先导，似不可谓古人皆主温中解表一法。但古方中凉润清热之法，终是无多，兹以其大概言之，固辛温者十之八九也。其徐嗣伯、许仁则之方论见第三卷《古方平议篇》。

〔批〕徐、许二家之论中风，独能知是内热生风，乃唐以前之绝无仅有者。然即此已可见古人之病，亦犹是今人之病也。

逮乎金元以降，始有悟于昏愦猝仆之中风，病形脉症，确于外感风邪不类，乃渐变其论调而注重于内因。河间主火，东垣主气，丹溪主痰，持论虽各不同，而同以为病由内发，则与唐以前之皆指为外风者，所见大异，而古人通行之大小续命汤等泄散风邪之法，必与内因之证枘凿不入，势必不可复用。然河间之论中风，既知为将息失宜，心火暴盛，固谓内动之风火也，而其论治，则又曰中风既为热盛，治之者或用乌

---

① 徐嗣伯：南北朝南齐医家，字叔绍，祖籍姑幕（治今山东诸城），寄籍丹阳（治今江苏南京）。撰有《徐嗣伯落年方》3 卷、《药方》5 卷、《杂病论》1 卷，均佚。

② 许仁则：唐代妇产科医家，生活于 8—9 世纪。撰有《子母秘录》10 卷，已佚。《外台秘要》《证类本草》等有引录。

附等类之热药，欲令药气开通经络，使气血宣行而无壅滞，则又未脱古人专治寒风之窠臼矣。〔批〕河间既知内热生风，而反故意为古人热药斡旋，大不可训。

东垣之论中风，既知非外来之风邪，而为本气之自病，固为内因之虚风也，乃治法又用洁古老人《保命集》旧说，谓中血脉者，外有六经形症，则以小续命汤加减治之；中腑者，内有便溺阻隔，则以三化汤等通利之；外无六经形症，内无便溺阻隔，宜大秦艽汤、羌活愈风汤主之，则又用外感寒风之套药矣。〔批〕《保命集》分此三纲，虽曰为外来之风病设法，然其时所谓中风之病，已无一非内动之风，则三纲之分，全是梦中说梦，以续命、愈风等方，皆是有害无利。不意东垣已说明内动之风，而仍教人用此祛风温燥之药，更是可怪。（坊刻《保命集》，多作刘河间著，且列于《河间六书》中，以刘名完素，张名元素而误也，《四库提要》已改正之，今称洁古，昭其实也。）是以此数家之说，虽恒为近世医书援引，而宗其法者，治亦无效。明之薛立斋亦以内因立论，则倡为真水竭、真火虚之说，遂开赵养葵专用六味、八味之陋。景岳张氏又约之以"内伤颓败"四字，持论既笼统不切，而用药又偏于腻补，则皆蛮钝不灵，终无效果。惟皆从内风自煽着想，一洗古人辛散疏泄之习，或为彼善于此，然当风火披猖、挟痰上涌之时，而遽欲顾其根本之虚，滋补浊腻，适以助痰为虐，奚能有济？独有缪氏仲淳谓真阴亏而内热生风，猝然僵仆，初宜清热顺气开痰，继则培本，分作两层治法，乃有次序可言。则视薛、赵、景岳辈，独能言明且清。〔批〕

32

古人之论内风，治法必以仲淳此说为第一明白，今更加以"潜镇"二字，则完璧矣。

近来西国医家，谓此猝然昏仆之病，乃血冲脑经，失其功用，在彼以剖验得之，据死于此病者脑中必有死血或积水，则血冲入脑，固无疑义。惟血在络中，何故而直上冲脑，则亦未闻有精确之发明，因而亦无捷效之治验。光绪中叶，蓬莱张伯龙著有《雪雅堂医案》，其论内风昏仆，谓是阴虚阳扰，水不涵肝，木旺生风而气升、火升、痰升，冲激脑经所致，是以顷刻瞀乱、神志迷蒙，或失知觉，或失运动，皆脑神经为之震动而失其功用之病。西医谓之血冲脑者，正与《素问·调经论》所谓"血之与气，并走于上，则为大厥"之旨吻合。〔批〕此是二千年来破天荒之第一名论。

颐谓亦即《生气通天论》所谓"血菀于上，使人薄厥"之意。（菀，读为"郁"。《诗》：彼都人士，我心菀结。笺，犹结也，积也。薄，读为"迫"。《左传》："薄诸河"、"楚师薄于险"，皆逼迫之意。《小尔雅广言》：薄，迫也）其治法则惟以潜阳摄纳为主，镇定其上升之势，使血与气不走于上，则厥可定，而脑神经之功用可复，无论昏愦暴仆、痰壅气促、喎斜①不遂、瘫痪不仁、舌强不语、痿躄挚痛等症，猝然而起者，皆可猝然而安。此则阐发内风暴动证治，实能勘透渊源，精当确切，如拨云雾而见青天，竟是《素问》以后，无人知此病情，至今而是病始有

---

① 斜：原作"邪"，据文义改。

疗治正法，开后学觉悟之门，至理名言，有如皎日。寿颐屡宗此旨，以治痰壅倾仆、神志迷乱者而效，以治肢体刺痛、手足不遂者而又效。乃知伯龙此论，最是实地经验，迥非前人之空言涂附者所能同日而语。得此而从，古百家方论皆可废，虽谓伯龙为内风暴仆之开山祖师可也。〔批〕能以实在治验为证，方与空言之理想家，显分畛域。

抑颐因之而重有感焉，《素问》之言中风，非不明析，然皆外因之病，景岳所谓风邪中人，本皆表证，《内经》诸风，皆指外邪，故无神魂昏愦、痰壅僵仆、瘫痪抽搐等症，已是读书得间，信而有征。若内因之昏愦猝仆者，《素问》自有大厥、薄厥等条，而并不谓之中风。在古人各明一义，辨别如分水之犀，本不虑后人之误认。不谓《甲乙经》以击仆偏枯、猝然暴死，指为偏中邪风，而《金匮》之中风篇，又以喎僻不遂、身重不仁、昏不识人、舌强吐涎，指为贼邪之在经在络、入腑入脏。于是内风暴动之病，皆以为外感之邪风，乱《素问》之例，而内因外因之风，乃浑熔于一炉之中，纠缠不清，莫衷一是，不得不谓《甲乙》《金匮》之误。〔批〕此是内风之病误认外风之始作俑者，读者必须认清，方不为古人所愚。而巢氏《病源》亦以内因诸症作外因说解。《千金》《外台》诸方，亦惟以解表祛风之法，通治内风诸症，相沿成习，铁铸六州之错者，将二千年。至景岳而始毅然决然亟为辨别，真知

灼见，已是不可几及，而其《非风》一篇，亦知是
《素问》之厥，即此昏愦猝仆之病，又隐隐悟到大厥、
薄厥之旨。盖景岳有《类经》之作，其于《内经》用
力最深，故能有此神悟。独惜其误以非风立名，反觉
言之不顺。然独能识得今之中风，可拟《素问》之
厥，所见固是有真。而不闻更有人能助之阐发一言者，
此则古书之真不易读，而亦可见潜心体会，善读古书
者之难其选也。若西人血冲脑之说，在彼以实验而有
此发明，初不与吾国古书互为印证。不意《素问》有
大厥、薄厥两节，久已明言于汉魏之前，即此可征吾
邦旧学自有精凿不刊之至理，且可知医为实用之科学，
自必有征实之证据。虽中西两家学术渊源绝不相同，
而果有实在之发明，终必同归一致。〔批〕得此两节，可证
吾国医学在上古之世，最是夐夐独造。惜乎周秦以降，久已失传，而汉
魏六朝诸书，都不免空言涂附，此惟《素问》一编，秦火以前旧说，犹
有存者，诚非汉唐名贤所可几及者矣。盖疾病本是实事，陆九
芝所谓一个病，止有一条理，断不容各道其道，彼此
歧异，更不能空谈理想，幻说欺人。世固有消吾国医
学之徒以理论见长，而无当于事实者，试令寻绎此大
厥、薄厥之旨，当可恍然于理论果为事实之母矣。惜
乎晚近学者，目光不远，不能早悟及此，致令内风暴
动之病，久称难治。而今而后，凡有气升痰升、昏眩
猝仆之症，不独汉唐家法温燥升散之助桀为虐者，必
不可误读古书，反以偾事，即河间、东垣、丹溪、立

斋、景岳诸大家，虽各明一义，不无可取，然皆瞠乎后矣。

第三节　论昏瞀猝仆之中风
无一非内因之风

昏瞀猝仆、痰壅涎流，而语言謇涩、瘫痪不仁，此举世所共知为中风之病也。惟考之《素问》，则凡此诸症，皆未尝谓之中风。盖《素问》之所谓中风者，只是风邪袭表，病在肌腠经络，本无俄顷之间即已蒙蔽性灵、汩没神志，而遽致倾跌僵仆、不动不言之理。〔批〕《素问》之所谓中风，本无昏瞀猝仆之症，读者首宜注意。

寿颐按：《素问》之明言中风者，本不多见。惟《脉要精微论》曰："中恶风者，阳气受也。"则明言其人阳气不充而始受病，可知其所谓恶风者，必为肃杀之寒风，此古人治中风，所以必用麻桂羌防、姜辛乌附、大小续命汤等温经散寒之剂也。又《通评虚实论》曰："不从内，外中风之病，故瘦留着也。"则谓风邪留着经络肌肉为病，故其人消瘦，则风痹之证，亦外风也。又《风论》有"饮酒中风"、"入房汗出中风"、"新沐中风"数条，无一非外感之风，皆可断言，而未尝有一条内动之风阳名之为中风者。

〔批〕《素问》本不以内风为中风，则今之所谓中风，必不能援引《素问》之中风为据。

所以《甲乙经》、巢氏《病源》《千金》《外台》诸书所论中风，皆是外感之风，而肝阳自动之内风，绝不杂厕其间，固皆本之于《素问》者也。若《素问》所论内风自动、眩晕昏仆之病，则《通评虚实论》所谓仆击偏枯，肥贵人则高粱之疾也。

寿颐按："高粱"读为"膏粱"，以富贵家肥甘太过，酿痰蕴湿，积热生风，致为暴仆偏枯，猝然而变，如有所击者。然则声色酒醴，斲丧真元，皆在其中，病由内因，最为明显。此《素问》所言昏仆偏枯之正义也。何以《金匮》竟以喎僻不遂、不仁难言、不识人等，谓之贼邪，而《甲乙经》亦有偏中邪风、击仆偏枯二句，明明与《素问》背道而驰，是不可不据《素问》以正《金匮》《甲乙》之误。

〔批〕《素问》此条，最宜认定，然后方知后世各家，竟是无一不误。《五脏生成篇》所谓徇蒙招尤、目冥耳聋，过在足少阳厥阴，甚则入肝也。

寿颐按："徇蒙招尤"一句，甚是费解，注家多拘泥本字，如涂涂附，皆不可通。要知古字最多假借，汉人读经，有改读之例，重字音不重字形，凡音近音转之字，多可借读，《素问》尚是周秦遗书，假借字及古字古义不少，读者不可不知此例。此节谓徇蒙招尤、目冥耳聋，病在足少阳厥阴二经，明是肝胆火升、内风煽动、眩晕昏瞀之候。则"徇"字当读为"眴"，实即借为"眩"字，"蒙"字本有"冒"义，古多通用，惟"眩冒"之"冒"，本是"蒙昧不明"之义，已借"冒"为"蒙",则"徇蒙"可读为"眩冒",亦可读为"眩蒙"。"招尤"则读为"招摇",实即"掉摇","招"之为"掉","尤"之为"摇",皆一声之转,且本是形容之辞,但当通之以意,而不能墨守本字正义者。凡古书中之形容字,多无一定字形,是其例也。质而言之,即《五常政大论》之所谓掉眩巅疾耳。俞荫甫①《余录》亦谓此节之"徇蒙",当读为"眩曚",可证经生家亦有先我而言之者矣。

〔批〕六书假借,经学家、小学家所谓专门学也。不谓医虽小道,而亦非具此学识不能读古人之书。信乎!学医之非易事也!此节引证《素问》内风各条,而一一说明其病状,殊觉古人之为《素问》作注者,皆未必有此明白,然一经表出,又觉浅显易知,绝无穿凿附会之弊,所谓至理自在人间,会心人固不必求之深远也。

《玉机真脏论》所谓春脉如弦,其气来实而强,此为太过,则令人善忘、忽忽眩冒而巅疾也。

寿颐按:善忘,当依宋校正改作"善怒",此传写之误。巅疾,今本《甲乙经》《脉经》作"癫",同字。《脉要精微论》厥成为巅疾,王启玄②注:厥,谓气逆也。气逆上而不已,则变为上巅之疾。是此病

---

① 俞荫甫:即俞樾(1821—1906),清代经学家,晚号曲园居士,浙江德清人。1850年撰《读书余录》,内有《素问》按语48条(经俞鉴泉改定,名《内经辩言》)。又尝作《废医论》,后为废止中医论者所据。另有《枕上三字诀》1卷(1879),为养生类著作。

② 王启玄:即王冰(约710—805),唐代著名医家。号启玄子,一作启元子。

在脑、在巅顶已极明显，古人已不啻明言之。

〔批〕顶巅之病，岂非即是脑病，古人久已言之，何等明白晓畅。

正不待西学东渐而始昭著，但未揭出脑之一字耳。"巅"字，古止作"颠"，加"疒"则作"瘨"。《说文》：瘨，病也。则许叔重犹未明言何者之病。至《广雅》《释诂》则曰：瘨，狂也。《玉篇》：瘨，都贤切，狂也。又痫，小儿瘨病。《广韵》始有"癫"字，为"瘨"字之重文。注曰：上同，是颠痫、颠狂诸病。古人造字本取顶颠之义，吾国古学又无不知是脑受其病矣。脉弦实强，则肝气横逆莫制，故为善怒、为眩晕、为昏冒，阳气上浮，直达颠顶，谓非脑神经之病而何？

《生气通天论》所谓阳气者，烦劳则张，精绝辟积于夏，使人煎厥，目盲不可以视，耳闭不可以听，溃溃乎若坏都，汩汩乎不可止也。

寿颐按："煎厥"二字不甚可解，然谓人之阳气，以烦劳而其势愈张，明是肝胆阳升之病，更遇夏令阳盛之时，则阳气辟积，发而为厥。盖与《调经论》之大厥相近。辟积者，复叠重累之义，其字亦作"襞积"，如今女子之裙，褶裥者是。《论语·乡党》帷裳，朱注谓：腰有辟积，而旁无杀缝是也。目盲不可视，耳闭不可听，则即《五脏生成篇》之所谓徇蒙招尤、目冥耳聋，已是天旋地旋、日月无光之候。更申之以愦愦乎、汩汩乎二句，无非形容其昏然无识、莫

39

名所苦之状。谓非肝阳暴动、眩晕昏昧、猝厥猝仆之
病而何?

〔批〕描摹病态,是绘影绘声笔法,读此犹不能明白了解者,天下必
无是人。

独惜古今注家,未悟此意,说得迷离惝恍,反以
疑误后人,而《素问》之正义,遂不可晓。《脉解篇》
又有"善怒者,名曰煎厥"一条。盖怒则气火俱升,
因而暴厥,其病状亦犹是也)又谓阳气者,大怒则形
气绝,而血菀于上,使人薄厥也。《调经论》所谓血
之与气,并走于上,则为大厥,厥则暴死,气复反则
生,不反则死也。

寿颐按:内风陡动之病,习医者能知为肝阳上扰,
已是高明之家,终不能知是气火俱浮,迫血上涌,直
伤脑经之病。乍闻西医"血冲脑经"四字,方且摇首
咋舌,群相骇怪,更莫测其病理之何似。抑知《素
问》有薄厥、大厥二条,固已明言其血菀于上,气血
并走于上,盖亦与新学家之所谓血冲脑经同一明白,
而读者皆不觉悟,则为注家说得模糊,引入魔道,遂
令古人精义,几于泯没不传,可为叹息。然今既证明
此薄厥、大厥,即是内风昏瞀之病,更可知上古医理,
至精至确,询是超凡入圣之学,真非汉唐以降所能望
见项背者矣。

《脉要精微论》所谓厥成为巅疾也,又谓浮而散
者为眴仆也。

寿颐按：厥为巅顶之疾，一句道破，直与西学血冲脑经同符合撰。惟其气火大浮，有升无降，故脉浮且散，当为眩晕昏仆之病。

《至真要大论》所谓诸风掉眩，皆属于肝；诸暴强直，皆属于风；诸热瞀瘛，皆属于火也。

寿颐按：此《素问》明言眩晕强直、昏瞀瘛疭诸病之属于肝火肝风者。

《阴阳应象大论》所谓在天为风，在地为木，在脏为肝也。又谓风气通于肝也。

寿颐按：此节诸风，虽似言外因之风，然在天为风，而人之肝脏应之，则可知肝之自能生风，非专指外来之风矣。

《五常政大论》所谓发生之纪，其动掉眩，巅疾也。

〔批〕古有巅疾之名，可知掉眩目冥等病，古人亦未尝不知其病在于脑，则西人血冲脑经之说，虽是新发明，亦何必非吾邦旧学。

又谓厥阴司天，风气下临，目转耳鸣也。《六元正纪大论》所谓太阳之政，壬辰、壬戌，其病掉眩目冥也。少阳之政，壬寅、壬申，其病掉眩也。

寿颐按：发生之纪，乃木运之太过，厥阴司天，则风木之旺时，壬年即木运太过，所以有掉眩巅疾、目转耳鸣等病，此皆脏气之应乎天气，而内风自动者也。

又谓厥阴司天，三之气，民病耳鸣掉眩也。木郁

之发，耳鸣眩转，目不识人，善暴僵仆也。火郁之发，
瞀闷懊侬，善暴死也。少阳司天，三之气，病昏愦也。
少阳所至，为瞀昧暴病，为眴瘛暴死也。

寿颐按：瞀昧、瞀闷，皆昏愦迷乱、神识不清之
貌；眴，谓口眼之眴动；瘛，谓肢体之瘛疭。此皆厥
阴风木及君相二火之气用事，而谓掉眩僵仆、昏瞀懊
侬、眴瘛暴死等病。是亦脏气之应乎天气，而为风病
火病者也。

《脉解篇》谓太阳所谓甚则狂巅疾者，阳尽在上，
而阴气从下，下虚上实，故巅疾也。

寿颐按：此节之所谓太阳，言其阳气极盛，升浮
于上，故曰阳尽在上，正是气升火升，迫血冲脑之候，
下虚上实四字，何等明白，与十二经络之太阳经无涉。
然启玄作注，竟以脉上额交巅妄为附会，遂令后之学
者，不知古人真旨，可为叹息。惟经文阴气从下一句，
殊不可解，必有讹误。

《厥论》所谓巨阳之厥，发为眴仆；阳明之厥，
则巅疾欲走呼也。

寿颐按：此巨阳、阳明，亦当以阳气大盛言之。
惟其阳盛于上，巅顶受病，故或为狂悖而走呼，或为
昏愦而眩仆，皆即气血冲脑之病，必非太阳之经、阳
明之经，亦犹《平人气象论》之太阳脉至、阳明脉
至，《至真要大论》之太阳之至、阳明之至，皆以时
令阴阳言之，本与太阳、阳明经络毫不相涉。《难

经·七难》冬至之后，得甲子，少阳王，复得甲子，阳明王，复得甲子，太阳王。言阳气之旺，尤其明证。此何可以经络之太少阴阳，妄为比附！虽《厥论》此节下文又有以经取之一句，颇似主经络而言，必无疑义，要之，与眩仆昏狂之旨不能符合，恐是浅人有所窜入。若王氏之注，专以经脉作解，则启玄固惯于望文生义者，全书中谬戾甚多，不足征也。

《宣明五气篇》所谓搏阳则为巅疾也。

寿颐按：搏阳亦阳盛之意。

《方盛衰论》所谓有余者厥，一上不下也。又谓气上不下，头痛巅疾也。

寿颐按：气盛于上，上实下虚，故曰有余。一上不下，气上不下，言之尤显。

《著至教论》所谓太阳者，至阳也。病起疾风，至如礔砺，九窍皆塞，阳气滂溢，干嗌喉塞也。

寿颐按：礔砺，今作"霹雳"。此节文义不甚条达。其大旨则谓太阳是阳气之至盛，所以病发猝暴，迅如霹雳，以致九窍皆塞，嗌干喉塞。盖与煎厥、薄厥、大厥等病情大致相似，则亦猝然昏瞀之中风也。

凡此诸条，皆是肝胆火升，浮阳陡动，扰乱神志，或为暴仆，或为偏枯，或为眩晕昏厥，或为目冥耳聋，或更瞤动瘛疭、强直暴死，诸般病状，俱已历历如绘，此皆近世之所谓中风病也。然在《素问》何尝名以中风，可见《素问》之所谓中风者，皆是外风，其症固

43

不若是，惟古人文字简洁，于此诸条，未尝明示以此即内风陡动之病。而《甲乙经》遂有偏中邪风、击仆偏枯之语，乃以内风之病误认外风。

寿颐按： 此条见《甲乙经》六卷《八正八虚八风大论篇》，全篇文义，甚是庞杂，本不可信，辨见后文第五节。惟《甲乙经》此文，亦见《灵枢·九宫八风篇》。近世医家，每谓《灵枢》《素问》，即《汉书·艺文志》之《黄帝内经》十八篇，其实《素问》之书最古。张仲景《伤寒论·序》引及之，可信为汉世所传之旧。若以《灵枢》为《黄帝内经》，则其说创于唐之王冰，而以前未见有《灵枢》之名。宋晁公武《读书志》已谓好事者于皇甫谧所集《内经》《仓公论》中抄出之，名为古书。〔批〕《灵枢》是唐人伪书，《四库提要》考证甚详，而俗人竟谓是轩岐真本，抑何可笑乃尔。颐按，王冰之《素问》注中，始引《灵枢》。是《灵枢》之书，传于王氏无疑。盖传书之人，即伪撰之人。古之伪书，大都如是，所以杭世骏道古堂集《灵枢经》跋语，直谓其文义浅短，为王冰伪托可知云云。颐谓《灵枢》一书，固成之于王氏之手，然详校之，无一条非《甲乙经》之旧，但变易其篇名，改窜其字句，颠倒其先后则已，抄胥伎俩，尤其鄙陋，后之误以为古书者，皆未考之《甲乙经》耳。是以颐于此编引《甲乙》而不引《灵枢》，诚以晋人之书，因远在唐人伪本之先耳。

而自汉迄唐，皆从外风主治，讹以传讹，竟如铁案而牢不可破，幸有河间、东垣、丹溪诸家之论，而后为火、为气、为痰，病属内因，又复渐渐发明，藉以提撕后学。惟是火之升、气之逆、痰之壅，皆其肝风煽动，有以载之上浮，是肝风为病之本，而火也、气也、痰也，皆其标。乃读诸家之论，但知于火、气、痰三字，竭力阐明，而反将主动之肝风，略而不问，则欲为清火而火必不退，欲为顺气而气仍不纳，欲为化痰而痰亦不减，卒之皆无捷速之效。此则金元以来，虽有类中风之名称，可以区别于汉唐专用温散之真中风，而所谓痰中、气中诸病，固以尽人能知，然治疗仍鲜实效者，则专治其火、气、痰，而不能注重于平肝息风之过也。〔批〕金元以来，类中病情，论者已详，惟尚少平肝息风之法，所以少效，一朝说破，谁不恍然大悟。要之，即以《素问》而论，内风为病，固已数见不鲜，惟散在各篇之中，忽略读过，每不知其即是肝风内动之证，且又各明一义，并不明言其为内动之风。而后人之读古书者，惟知于中风之字面上，以求古人之所谓中风，而更不能寻绎于不言之表，遂使古人精义之流露于字里行间者，皆不得领悟其旨趣。于是汉唐之世，墨守此"中风"二字，竟用风药、表药以治内风，辛散温升更以鼓激其奋迅之势，是洪炉烈焰，本已飞扬，不使潜息于一室之中，而反门户大开，助之煽动，岂不速其燎原，顷刻灰烬？此则《素问》未尝揭明内风为病，有以酿成浩劫，当亦古人之所不及料。吾知自汉迄唐，内风病之误于续命诸方者，必非少数。

今者伯龙氏寻绎《素问》大厥之旨，而内风暗恣，扰乱神经，以致昏瞀僵仆之真实原委，亦既灼然无疑，则古人专用温散辛燥之法，其谬亦堪共信。而所谓潜阳镇摄之功用，仍是见证治证，一定不易之理，本非别开生面，眩异矜奇，是必以"内风"二字，郑重读之，而后此病之真情实理，庶几大白于天下后世也。〔批〕潜阳镇摄之法，本是作者发明之真义，乃不矜创获，而视作寻常理法，是诱掖后进，与人为善之微意也。真儒至性，菩萨心肠，具此救苦救难之热忱，不可不授学子以易学易行之捷诀。

第四节　论医学家类中之病名
不如径作内风之明显

金元以前，无所谓真中、类中也。盖古人之所谓中风者，皆外风耳、寒风耳。既以为真是外来之寒风所中，则治疗之法，惟有辛温表散，以祛其风、胜其寒，对病发药，直捷爽快。此古人不知有内动之肝风，不知有肝阳之风火，固不必为古人曲讳者也。自河间、东垣、丹溪诸家之论出，而始知举世之所共指为中风者，本未尝感受外来之邪风，然又心疑于古人之恒以风药、表药治中风者，意谓古时必有邪风中人之病，于是以古书之中风，谓之真中，而即以其发明之痰中、气中等证，谓之类中。以视古人之不问内因、外因，

而惟从事于麻桂羌防、姜辛乌附者，其议论固已大有
区别，而治法亦切近一步矣。然既有类中之名，藉以
立异于古人之所谓真中，则必以感受外风者为真中，
而以未感外风者为类中。所以河间之论类中，谓为心
火之暴盛，而并谓非肝木之风；东垣之论类中，谓为
本气之自病，而亦谓非外来之风邪；丹溪之论类中，
谓为湿痰生热，痰热生风，而亦不以为肝动之风。究
之五脏之性，惟肝为暴，合德于木，动则生风，且其
气左升，刚果用事，苟不顺其条达之性，则横逆恣肆，
一发难收。其为病也，气火升浮，痰涎上壅，皆其有
形之见症。然必以无形之风阳为之先导，而后火也、
气也、痰也，得凭借之力，而其势愈猖，此内风为患，
暴戾瓷睢，断非外风之袭人肌表者可以同日而语。乃
论者惟知有痰中、气中诸候，专治其有形之火与痰，
而不治其主动之肝阳，宜其无应手之捷效。此无他，
知其为类中而以为既名为类，即所以别于真中之风邪，
而遂谓类中之与风无涉，于是柔肝息风一层，最为是
病之紧要关键，而略过不谈，则凡是类中，皆不可治。
抑知气中、痰中诸候，无不猝然眩晕，而渐至昏愦神
迷、涎流倾仆，是皆肝阳陡动为虐，亦即气血冲脑之
变，苟非亟投镇摄以靖内风，则当狂飙鼓舞，天旋地
转之交，日月无光，耳目蒙蔽，将何以澄清宇宙，扫
荡群霾？寿颐以为与其仍类中之名，泛而不切，不能

得其要领，毋宁以内风二字，揭诸①天下，而顾名思义，易得旨归。是以辑录此编，即以内风挈其纲领，庶几名正言顺，以见潜阳息风一法，本是治内风者应有之要义，而后之学者，乃不复以新奇为疑，则病得有正当之治疗。而寿颐探讨古今，所费日力为不虚，是亦私衷之所窃慰者矣。〔批〕既定其病名曰内风，而后潜阳摄纳之治法，自然名正言顺。

第五节　论《甲乙经》之中风本是外因而始有以内风之病认作外风之误

吾国医书，自《素问》而外，当以《甲乙》为最古，乃皇甫士安采集古书而成之，其蓝本当犹在仲景之前。此嗜古之士，所当抱残守缺，动怀古之遐思者也。乃近世医家，恒奉《灵枢》为经，反置《甲乙》而不道，数典忘祖，其蔽深矣。惟以中风言之，则《甲乙经》"中风"二字，亦不多见，惟《病形脉诊篇》有"身之中于风也"，及"五脏之中风"二句（《灵枢·邪气脏腑病形篇》本此）。又频言邪之中人、虚邪中人，如《经络受病篇》（《灵枢·百病始生篇》本此）《阴受病发痹篇》（《灵枢·刺节真邪篇》本此），皆言病之次第传变，无不以风从外感立论，与《素问》之所谓中风，最为吻合，绝非后世昏仆之中风可以比拟。

---

①　诸：原作"櫫"，据文义改。

又，《十二经脉络支别篇》谓肺手太阴之脉，气盛有余，则肩背痛、风寒、汗出、中风（《灵枢·经脉篇》本此），则亦外感之中风。肺主皮毛，故外感之邪从皮毛而入，即为肺手太阴脉之病。所谓气盛有余者，是外感邪气之盛，凡风寒感冒，畏风恶寒皆是。此即世俗之所谓伤风，而《甲乙经》亦谓之中风。可见与仲景之太阳中风，虽一属足之太阳，一属手之太阴，经络不同，而同是在表之风寒，则同谓之中风，仍与《素问》之所谓中风无异，其非痰壅昏仆之中风，固彰明较著者也。〔批〕此皆外风，确凿可信。

颐按：《甲乙》此节，"风寒"二字，当作"恶风寒"。盖传写者脱一"恶"字，与《伤寒论·太阳篇》之"恶风恶寒"同义。若无"恶"字即不可解。今本《脉经》及《千金方》引此节皆作"肩背痛风"，则又缺一"寒"字，更不可从。

乃其《八正八虚八风大论》一篇则独创异说，大是骇人。其文曰：风从其冲后来者，名曰虚风，贼伤人者也，主杀害，必谨候虚风而谨避之。避邪之道，如避矢石，然后邪弗能害也。

又曰：风从南方来，名曰大弱风；风从西南方来，名曰谋风；风从西方来，名曰刚风；风从西北方来，名曰折风；风从北方来，名曰大刚风；风从东北方来，名曰凶风；风从东方来，名曰婴儿风；风从东南方来，名曰弱风。

又曰：凡此八风者，皆从其虚之乡来，乃能病人，三虚相薄，则为暴病猝死。

又曰：圣人避邪，如避矢石，其三虚而偏中于邪风，则为击仆偏枯矣。

又曰：贼风邪气之中人也，不得以时，然必因其开也。其入深，其内亟也疾，其病人猝暴。

又曰：人有猝然暴死者，何邪使然？曰：得三虚者，其死疾；得三实者，邪不能伤也。乘年之虚，逢月之空，失时之和，人气之少（今《灵枢》无此四字）。因为贼风邪气所伤，是谓三虚。故论不知三虚，是为粗工。若逢年之盛，遇月之满，得时之和，虽有贼风邪气，不能伤也。（《灵枢·九宫八风篇》及《岁露论》本此）遂以击仆偏枯、猝然暴死，认作偏中邪风，乃与《素问》中风之旨大异。〔批〕此误认内风为外风之作俑，又是凿凿可据。绎其辞旨，盖本于《素问·八正神明论》而演成之。

寿颐谓《八正神明篇》之所谓八风虚邪、八正虚邪等说，已觉文义晦涩，不可索解，且亦无可证实。而《甲乙》此篇，竟因八正、八虚二语，演成此怪诞不经之说，欲以警世骇俗，是为文字之妖。观其以八方之风，各立名目，离奇怪僻，拟不于伦，全无义理可求，是何异于谶纬①书中，五帝号之灵威仰、赤熛

---

① 谶纬：谶（chèn），是秦汉间巫师、方士编造的预示吉凶的隐语；纬，是汉代神学迷信附会儒家经义的一类书。

怒、含枢纽、白招拒、叶光纪之名称，海市蜃楼本无
实在，而其书确出于秦汉人之手，可见古人自有此一
派邪僻之学。而《甲乙》此篇，文义多不联属，辞旨
多不条达，尤为谫陋。其所谓风从冲后来者，名曰虚
风，贼伤人者，必谨候虚风而谨避之。试问何者谓之
冲后，将何以谨候之而谨避之？又谓八风者，皆从其
虚之乡来，乃能病人，则又何者为虚之乡？岂非惝恍
迷离，莫可究诘？夫以人体及病情而言虚实，可说也，
乃天空之风而亦有虚实，宁非大怪？且更有所谓虚之
乡者，则真是捕风捉影之谈，何所取证？〔批〕辨得何等
透彻，可知《甲乙》此条，全是架空，必不可信。纵是古人自有
此一种学说，亦是占角望气、左道惑众之流，于医理
病理，有何关系？虽似此杳冥恍惚之言，在《素问》
亦所不免，而《甲乙经》为尤多，本可不录，惟此条
所谓三虚而偏中邪风，则为击仆偏枯，又谓贼风邪气
中人，病人猝暴，则竟似猝暴中风、昏仆偏枯之病，
皆即感受此外来之贼风所致，是以内风陡动误认外风。
既昧于此病之实在证情，而徒以空言强为附会，显与
《素问》之所谓中风及仆击偏枯二者，大相刺谬。且
因此一条，而遂开后人专以散风泄表之药，通治内风
暴动之病，谬戾最甚，贻害最深，不可不辨。盖其所
谓击仆偏枯者，即忽然昏仆，如有所击，而肢体偏废，
瘫痪不遂也。是即内风肆虐，火升痰升，气血上壅，
激乱脑经之候。在今日固已证明，本与外感之风渺不

相涉，且在《素问》亦未尝谓之中风。《通评虚实论》所谓仆击偏枯，肥贵人则高粱之疾，已明言富厚之家，肥甘太过，浊腻壅塞，声色货利，戕贼真元，驯致阴虚火动，痰热生风之病。未始不与大厥、薄厥数条隐隐符合，且与今之西学家所谓血冲脑经之情状息息相通。而《素问》之所谓中风，则止以风邪外感言之，亦未尝杂以暴仆偏枯诸症。〔批〕引证凿凿，言明且清。试遍读《素问》全部，虽外风、内风尚未分析明言，然两者之各明一义，绝不相混，则显而可指，信而有征。初不料《甲乙》是篇，竟创此模糊疑似之说，乃始以内风之病，比附于外风之因，岂非未悟《素问》之旨，而以臆说欺人。此则以经证之，而《甲乙》此条，已可不攻自破。惟以《甲乙》之书，终是中古相传之旧，世之谈医者多宗之，而唐人伪撰《灵枢》，又全录《甲乙》之文，举世方共尊之为上古医经，又谁敢轻加评议，宜乎外风、内风，永永混淆，莫能是正，遂令汉魏隋唐之言中风者，无不以昏仆不遂等症，一概作为外风。所以《千金》《外台》中风方论，各成巨帙，论症则昏迷欲死，皆是邪风；论治则麻桂羌防，千方一律，乃令内风猝动之病情治法，几不可得之于汉魏六朝隋唐诸名医之言论，而猝暴昏仆之中风，势必百无一治。追源祸首，当以《甲乙》此条为始作之俑，为害之烈，诚不下于洪水猛兽。此记所谓言伪而辩以疑众之可杀者也。〔批〕老吏断狱，无枉无纵。若篇中文字，忽谓贼风，忽谓虚风，忽谓三虚相搏，则为暴病猝死，忽谓三虚而偏中邪风，则为击仆偏枯，疑是疑非，忽彼忽此，尤令人头脑冬烘，无从捉摸，正以其议论之皆是凿空，所以竟无一定主义，更不足辨矣。或谓暴风中人，顷刻僵绝，如明人《玉机微义》①所述甘州大风之事，固亦有之（《玉机微义》此条，详见后文"真中风病必不多有"条中），则《甲乙经》此节，正可引作真中风之确证。又安见昏愦暴仆者之皆是内因，且古人中风之方，必以散风、温中、补虚三者并进，本为虚而受邪设法，似《甲乙》此说，未可厚非。颐谓《玉机微义》之事，是偶然之异气，不可以论民病之常，且亦非《素问》所谓中风之本旨。盖昏愦暴仆之病，《素问》固皆在内风之例，而人之病此者，多未尝猝遇暴风之变也。若夫自汉迄唐，中风各方，皆主温中、泄表、补虚者，又因《甲乙经》三虚而偏中邪风一句，如法炮制，不问病情之是否合用，此又一犬吠影，百犬吠声之恶习，正是《甲乙》此条之应声虫。医道至此，可谓迷惘已极，而病家何辜，惨罹浩劫，亦大可怜矣。

---

① 《玉机微义》：综合性医书，50卷，书成于洪武二十九年（1396）。明代徐用诚（彦纯）撰，刘纯（宗厚）续增。此书论、方兼备，并摘录《内经》之后历代医家之精华，其中又以刘完素、李杲、朱震亨诸名家之学术经验为主。

第六节　论仲景伤寒六经皆有中风　本言外感之风　而后人误以内动之风附会六经遂有中风中经络一说

《伤寒论》太阳病，发热、汗出、恶风脉缓者，名为中风。本是外感风寒之病，与今之所谓伤风，无分轩轾，故主治之桂枝汤，温经散寒，和调营卫而已。乃作注者，且谓仲景不曰伤风而曰中风，恐与鼻塞声重之伤风相混云云，则过于重读《伤寒论》，而疑仲景所言，必非轻浅之病，遂不问其证情之若何，用药之若何，几以《伤寒论》为不易读，而伤寒方亦不易用，本浅近也，而反以为艰深。此仲景书之所以束诸高阁，而医道之所以一落千丈也！〔批〕世之读《伤寒论》者，隐隐然自有此心理，然皆其学识之未到耳。果有真知灼见，则仲师成法，无不切中病情，安见古人之方，必不可用之于今日？要非有实在经验者，固亦未易言此也。其亦知太阳病为表病之第一步，桂枝汤治中风证，止是温经解表，极轻极浅之功用乎？观仲景以中风为外感风寒之病，盖当时尚无伤风之名称，绝非"中"与"伤"之字义，果有轻重于其间。（王秉衡《重庆堂随笔》，亦言《伤寒论》之中风，即后世之伤风，伤与中字义无殊。）又可见其所谓中风者，其症为发热、汗出、恶风，则当时之对于昏愦暴仆者，必不谓之中风。仲师之旨，固与《素问》若合符节，惟《伤寒论》之中风，不仅太阳一经，阳明有中风，少阳有中风，而三阴经亦各有中风之条，然其病皆在经络，本未尝深入腑脏。盖以风邪中人，侵入肌腠经络，本不择定一经，太阳属表，阳明、少阳，其经亦皆属表，即曰三阴属里，然三阴之经，亦无不在表也。仲景六经皆有中风，正与《甲乙经·病形脉诊篇》所谓或中于阴，或中于阳，上下左右，无有恒常之说，同一理论。

寿颐按：万病皆以六经论治，盖经络者，如脏腑之枝叶；脏腑者，如经络之本根。病之轻者，多属经络，重则渐及腑脏，固不仅外感之病必先见经病也，而外感六淫之病，又无一不先从经络感受。但不能拘执一经以为受病之始，如寒邪多先见太阳证，温邪即多先见阳明证及少阳证。仲景《伤寒论》次序，以太阳病始者，正以风寒之邪，必多先入太阳经，亦以太阳循行部位，自头至足，所过之地位最多，外感初步必多太阳见症故耳。非谓伤寒之病必先太阳，次阳明，次少阳，如行路者必按部就班、循次进步也。自诸家之注《伤寒论》者，多谓太阳为六经之第一层，故表病必先太阳，已未免强分层次，执一难通。又有谓六经传变之次第，必先太阳，而后递及阳明、少阳，以入三阴者，则又误以仲景《伤寒论》之次序，认作病情传变一定之次序。抑知病状万端，活泼泼地，岂有依样葫芦，逐步进退之理！《素问·热病论》一日太阳受之，二日阳明受之云云，虽曰言其步骤之板法，以立之标准，固无不可，颐终嫌其说得太呆，恐非医理之上乘。而为《伤寒论》作注者，又有拘执一日、二日、三日等字面，教人必以日数推算，而辨其病在某经者，抑何呆笨乃尔？〔批〕陈修园《伤寒论浅注》，此病最深。又有知一日、二日之必不可以分别六经传变者，则又造为气传而非病传一说，尤其向壁虚构，画蛇添足，更非通人之论。试观仲景六经，皆有中风之明文，《甲乙经》或中于阴，或中于阳之说，可见六经无一不可为受病发端之始，又何得曰一日必在太阳，二日必在阳明，三日必在少阳乎？近贤论伤寒温热病之传经，已知病之轻而缓者，多日尚在一经，不必传变；病之重而急者，一日递传数经，难以逆料。最是阅历有得之言，学者必须识此，庶不为古人所愚。〔批〕传经之理，惟此数语足以尽之，须知十二经病，必无一定传变，则传足传手，聚讼纷纭者，岂非多事。要之，手足十二经，本无一经不能发病，而其传变也，亦惟病是视，必不能谓某经之病必传某经，然后可以见证论证，见病治病，心灵手敏，应变无方，岂不直捷？而伤寒传足不传手，温热传手不传足之说，皆是謷①言，胥当一扫而空，不使束缚学子之性灵，方是斩绝葛藤之大彻大悟。

此与昏愦猝仆之中风，病由内因者，源流各别，必不能混为一家。凡在医家，固无不知《伤寒论》之中风与杂病之中风，显分畛域。然而宋金以后，每谓昏仆之中风，有中经络之一候，且申言之曰，中经络

---

① 謷（wèi）：吹捧坏人；虚伪，欺诈；推誉无能之人。

者，必外有六经形症，通以小续命汤加减主治，则即从《伤寒论》之六经中风附会而来。其意盖谓昏仆之中风，即是外感之风，则风从表受，自然先及经络，见仲景之《伤寒论》既有六经中风明文，而《千金》《外台》专治猝中风欲死之小续命汤，又有桂枝、麻黄，合于仲景太阳证治，因谓此方可治在经之中风。岂知制此续命之人，固已误认昏仆之中风，同于《伤寒论》之太阳中风，乃窃取仲师圣法，合用麻桂二方加味，不知方中既用麻黄、防风发汗，而合用芍药敛阴，已失仲景桂麻二方分证论治之正旨。（桂枝汤治太阳有汗，故以桂枝和营卫，即以芍药敛阴液；麻黄汤治太阳无汗，故虽合用桂枝之和营卫，而必去芍药。桂枝、麻黄二方之分治，其主义即在麻黄、芍药，一发一收。）而更合以附子之温、黄芩之清、人参之补，庞杂已极，全非仲师家法，乃后人见其麻黄与桂枝并列，谬谓此即仲景太阳经成例，又见其方中并有阳经之黄芩、阴经之附子，遂谓可以通治六经，实属颟顸①已极。〔批〕申言小续命汤等方，不合仲圣六经条理，则似此诸方之良窳可知。观其层层辩驳，始知宋金以来，竟无一人不在梦中说梦，真是奇事。至易老而定为六经加减之法，盖亦心知是方之必不可以通治六经，因而为之更定其君臣，增损其药品，以求有合于仲师六经条理。究之亦表亦里，亦温亦清，丛杂繁芜，仍无法度可言，又安能用之而有效力？〔批〕易老六经加减古人方，以为铢两悉称，岂知经此

① 颟顸（mānhān）：指糊涂而又马虎。

一番议论，而洁古老人苦心孤诣，竟为蛇足，所以有前贤畏后生之说也。景岳之论续命汤，已谓水火冰炭，道本不同，纵有神功，终不心服，真是见到之语。颐则谓小续命汤之治猝中风欲死，本是附会《伤寒论》之太阳中风，而制此鸿濛未判之奇方，乃后人之论中风，有中经络之一证，又附会小续命之可治太阳经，而造此不可思议之病证。要知昏瞀猝仆之中风，既非在表之风邪，必非小续命汤之庞杂所能侥幸图功。且猝中风欲死之证，本不在《伤寒论》六经中风例中，又何尝有一是六经之形症。然则凡百医书，对此昏瞀卒仆之中风，恒嘐嘐然教人辨别六经，而仿用洁古老人之加减续命法者，最是此病之魔障。〔批〕说明内风昏仆，本不在六经条理之中，则金元以来，凡百医书，教人辨认六经而用药者，岂非笑话？不能解脱此层束缚，必不可语以气血上菀之原理，而是病终不可治。学者果欲求切实有效之治验，则古今各家书中，似此陈陈相因之庸腐议论，不可不湔①除净尽者也。

　　寿颐按： 凡百病证，轻者皆在经络，重者则入腑脏，所以论病必当认定经络腑脏，分证论治，固不独伤寒温热，不能不守仲圣六经之范围也。叶氏之论温热，既误信传手不传足之说，杜撰首先犯肺，逆传心包两层，竟将阳明一经最多最要之病，置之不问，已

① 湔（jiān）：洗之意。

聚六州之铁，铸成大错。然此老亦明知温病热病，必多阳明经腑之症，第苦于一口咬定手经在先，则胃是足经，无以自圆其说，乃更倚老卖老，信口雌黄，捏造河间温热，先究三焦二语，隐隐然以自己所说之肺病心病，归之上焦，即以世间恒有之阳明热病，归之中焦。纯是掩耳盗铃手段，其计不可谓不狡，然自欺欺人，终不能使天下后世不一读河间之书，试问温热三焦之语果出何处，则臆说立见其穷。可叹鞠通不学，竟以谰言作为鸿秘，所撰《条辨》即以三焦分篇，而耳食之徒，又能信此两家，宝为兔园册子，所谓叶派者遍于国中，于是治温热者，绝不闻分经辨证之论，岂不可骇？独此昏瞀猝仆之中风，则是气血上冲之脑神经病，不在十二经络例中，而论者反欲拘执六经，强为比附。一则有经可据而无端破坏之，一则无经可寻而反以附会之，皆是邪说淫辞，不可不正。然以中风附会六经者，则古时脑经之理，尚未发明，仅凭思想，而有此误会，亦当为古人曲谅。以视叶氏之妄作聪明，破坏仲师条理者，其罪犹当未减。

第七节 论《金匮》之中风本言外因 而所叙各证皆是内因之误

《金匮要略·中风篇》其开宗明义第一句曰：风之为病，固言外感之风也。其次节则曰：脉浮而紧，寒虚相搏，又明言外感之寒风。然其所述病状，则喎僻不遂、昏不识人、身重不胜、舌强难言，皆内风陡动、气血冲脑之病。而《金匮》又明明谓之贼邪在经在络，入腑入脏，绝非《素问》中风之真旨。此盖《甲乙经》偏中邪风、击仆偏枯，及贼风邪气伤人，病人猝暴之说，导其先路也。惟以《金匮》之书出于仲景之手，则不无大可疑者。今试录其全文，而明辨之如下。

寿颐按：《金匮玉函》为仲师旧本，亦经晋人王叔和编次，似不可谓仲景承《甲乙》之误。然据皇甫氏《甲乙经》自序，其所采集之书，皆仲景以前之古本，则仲师之时，虽尚无《甲乙》之经，而其中旧说，固皆仲师之所已见者也。惟今之《金匮要略》则出于宋世，考陈振孙《书录解题》曰：此书乃王洙于馆阁蠹简中得之，曰《金匮玉函要略》，上卷论伤寒，中论杂病，下载其方云云。则既名"要略"，必非仲师之旧，且亦非叔和编次之本。〔批〕此今本《金匮》之所自出，无怪其诘屈聱牙，至不可读。读者当注意于此，弗谓仲师圣人，不容加以评议也。

其第一节曰：夫风之为病，当半身不遂，或但臂不遂者，此为痹，脉微而数，中风使然。则所谓中风者，以风邪之在经隧者言之，故以半身不遂及但臂不遂之痹，皆谓之中风使然。虽与《伤寒论》之太阳中风发热恶寒者不同，而同为外风之袭入经络，尚非昏瞀暴仆之中风，谓之外风所中，亦无不可。要之，不遂之病，其因有二。有气血不充而为风寒湿邪三气所袭者，其病以渐，即此条所谓风之为病，半身不遂，或但臂不遂之为痹者是也。治宜养血通络，视其风寒湿三气之偏胜者而徐图之。古来宣痹通络诸方，皆为此证而设，是亦外因也。其气火上升，内风暴动，激乱神经者，则其病以暴，所以猝中风者，忽然肢节痿废、掣痛不仁是也。治宜潜阳镇逆，定其上涌之势，使脑不受激、神经不乱，而瘫痪痿废、不遂不仁皆可立愈，是内因也。二者之不遂固同，而渊源大异。〔批〕于不遂、痛痹之中分出二种病因，明白晓畅，直是从古不传之秘钥，益人智慧不浅。且病发之初，一缓一急，其形态亦自有可辨，而治法则大相悬殊。然古今医籍，尚未有洞彻此情为之分别论治者，则以脑神经之说，古所未知，而内因外因，无不混合为一，皆作外风治疗。所以古来之治此不遂者，方药虽多，恒不一效。《金匮》此条之所谓痹，未必果皆外感之风邪，而竟无内风冲激脑经之病。乃止曰风之为病，曰中风使然，亦仅以外因之风立论，而不及内动之风，所以《千金》《外台》治此不遂之方，无非祛风温经一派，此即《甲乙经》所谓偏中邪风、击仆偏枯一语，有以误之矣。

其第二节曰：头痛脉滑者中风，风脉虚弱也。则仍是《伤寒论》之中风。头痛者，即太阳外风之头痛也。脉滑者，风为阳邪，故脉滑利。脉虚弱者，感邪轻浅，故脉不坚实，亦与太阳病之阳浮阴弱同义。考证：此节十二字，今本《金匮要略》无之，考《脉经》八卷《中风历节脉症篇》章节字句，皆与今本《金匮要略》大同，颇似王叔和所见之《金匮》，即同今本。惟其第一节之后多此一节，详其文义，与仲景《伤寒论》之太阳中风，最为符合，可见《金匮》之中风，亦主外因，是皆古人所谓中风之本旨也。兹据《脉经》补此一条，正以证明古之中风，固无有杂以内因之肝风者耳。〔批〕佐证确当，言明且清。

其第三节曰：寸口脉浮而紧，紧则为寒，浮则为虚，寒虚相搏，邪在皮肤。浮者血虚，络脉空虚，贼邪不写（写，今本作"泻"，古今字），或左或右，邪气反缓，正气即急，正气引邪，喎僻不遂。邪在于络，肌肤不仁；邪在于经，即重不胜；邪入于腑，即不识人；邪入于脏，舌即难言，口吐涎（《脉经》作"口吐淤涎"）。则详述中风各症，凡喎僻不遂、身重不仁、神昏舌强等，皆《素问》中风条中所未及，是与《素问》之所谓中风绝异。〔批〕《素问》之所谓中风，无此诸症，读者必须注意，然后方知《金匮》此节皆是内因。而《金匮》此篇，固明明以中风标题，则显然非《素问》中风之正旨。其以在经、在络、入腑、入脏四者，分别条例，又即后人于中风一门，分为中经络、中腑、中脏之鼻祖，亦与《素问》所言中风传变之状态，各自不同。盖至是而中风之病名，乃专属于喎僻不遂、昏愦暴仆之症，遂与

《素问》《伤寒论》之中风，病在经络，以次递传，由浅而深者，显①然大别。而即以《金匮》此节，为其承接转戾之机轴。以皮肤、经络、腑脏数层，分别病态，其意盖谓同是外风之所中，而受病之处，各有浅深之不同，非自表及里，以次递传者可比。〔批〕古人之意，无不如是，而从此铸成大错矣。而必以"寸口脉浮而紧，紧则为寒，浮则为虚，寒虚相搏，邪在皮肤"五句，挈其纲领，则又明指正气虚馁，而寒风外乘，遂为暴中。此则古人之治中风，所以必用麻桂羌防解其表，姜辛乌附温其中，参芪术草补其虚，数者皆备，并进兼营，是为一脉真传，渊源有自。《金匮》本条，初无方药，近人之作注者，每谓此条之下，次以侯氏黑散，即为此证之主方。然黑散一方，亦是后人附入，必非作者本意。盖本条叙症甚多，乃是条举而并列之辞，非谓凡是中风者，必一时而毕具此种种见症。本无专用一方可以统治经络、腑脏之理，则《金匮》之不出方者，自有深意，而注家乃欲以一方通治之，最堪喷饭。〔批〕黑散一方，岂独不可以治内风，亦必不可以治外风，解见第三卷《古方平议》。惟既以"寒虚相搏，邪在皮肤"两句，定为此病之枢纽，则当用之药，亦必解表、温中、补虚三者咸备，而后可为对病。《千金》《外台》多数续命汤散，不啻为"寒虚相搏，邪在皮肤"者出

---

① 显：原作"离"，据文义改。

其正治之法，此又古人于昏仆猝倒之中风，无不认为
寒风外受之恒例者也。然以近今所见之昏瞀猝仆诸症
言之，无一非肝阳暴动，气升火升，热痰上涌。气粗
息高，正与古人之认作寒虚者绝端反对。是古为外风，
今为内风。古之外风，为肃杀之寒风；今之内风，为
蕴隆之风火。一寒一热，内因外因，似此冰炭殊途，
枘凿不合，则《千金》《外台》主治寒风之千百方药，
必无一方可治风火自动之病，而《金匮》所谓寒虚相
搏之中风，又必非风火自扰之中风，皆当以病情决之，
而万无两可者。是岂古今之病果有不同耶？〔批〕说得淋
漓尽致，惟其气盛，故言之长短皆宜。要之，昏瞀猝仆之实在
病因，《素问》薄厥、大厥二条，固已明言，其血菀
于上，气血并走于上，今之西国医家，定名为血冲脑
经之病，又以实验得之，确是气火升腾，迫血上涌，
冲激人脑，因而神经瞀乱，知觉、运动顿失常度。扰
乱及于何部之神经，即某一部肢体为之不用，如猝暴
昏仆、口眼㖞斜、舌强不语、颊车不开、瘫痪不遂、
痰涌涎流，或为目闭口开、撒手遗尿诸候，无一非气
血冲脑，激乱神经所致。是以猝然而来即病者，亦不
自知其所以然，非如外感之邪，虽亦可以深入，而必
受之以渐，次第增剧。《金匮》此条，叙述㖞僻不遂
等种种见症，固皆神经之变，而乃指为在经在络、入
腑入脏，本是理想之辞，则以古时脑神经之说尚未发
明，无所谓知觉、运动皆主于脑之理，则见此猝然昏

仆之病，四体百骸，见症各异，而不能推测其所以然之故。因思善行数变，惟风为速，无以名此，则姑以中风名之。又不解其或病肢体，或病口目，或更不言不识，千态万状，莫可端倪，则意想所能及者，无非经络腑脏，受病之部位有浅深，斯发现之病形有轻重，因而倡为在经在络、入腑入脏之等级，亦可谓智虑聪明、心思周密。〔批〕推测古人分别中经络、中腑、中脏三纲，本于理想，洵是确论。殊不知此身主宰，无不禀命于脑，大而肢体之运动、知觉之感触，小而喉舌之言语、耳目之见闻，皆此脑之神经为其运用。神经一乱，顷刻失常，肢体百骸，倏忽变态，而又以脑之神经布于全体，偶然激乱，未必全体神经尽为震动，于是或为手足不遂，或为瘫痪不仁，或为口眼㖞斜、喉舌牵强，或则知觉已失而运动自如，或则运动不遂而知觉未泯，各呈奇态，种种不同，而皆其一部神经之乱有以致之。此则实情实理，必不能更易一辞者，可以证明古人中经络、中腑、中脏三纲，本是空谈，毫无实据。在古人未知脑神经之作用，而悬拟此等条目，不可谓非理想中之能事。〔批〕此是实在病情，然古人未知脑有神经之作用，亦无怪不识此病之真情。然在今日，既确有发明，则大辂椎轮，已为无用，正不必以《金匮》言之，而更为之曲曲涂附者也。惟以《金匮》此条，原是仲师手笔，则不无大可疑者。〔批〕奇峰陡起，将军下笔开生面，是他人之所必不敢言，而亦必不能言者。考仲师《伤寒论·自序》，谓撰用《素问》《九卷》《八十一难》《阴阳大论》等，庶可以见病知源，是仲景著书本于《素问》。而《素问》之所谓中风，止言在经在表之风邪，并未涉及昏瞀不遂等症，所以《伤寒论》之中风，亦止是一在经之病，与《素问》无所歧异。何以《金匮》亦出仲师一手，而竟以中风之名称，移属于㖞僻不遂、昏不识人、舌强难言诸症。此则遍读《素问》而皆不谓之中风者，至《金匮》而始列为中风之条例，大非《素问》本旨。〔批〕确是实在证据。此其可疑者一。或谓《六元正纪大论》木郁之发、耳鸣眩转、目不识人、善暴僵仆，岂非木动生风，猝暴昏仆之明证？则是中风僵仆、昏不识人，亦是《素问》所固有。〔批〕此一难亦不可少。然《天元纪》等七篇，本非《素问》之旧，乃唐时《素问》已有缺佚，而王启玄作注，别采古医书以补其缺者。宋·林亿等校语，谓此七篇当是古之《阴阳大论》，是全元起注本《素问》之所无者，则仲景所见汉时《素问》必不能有此，即曰此专论五运六气之七篇，果如林亿之说，确是古之《阴阳大论》，即仲景《伤寒论·序》中所据之本，则木盛而生火生风，风为内风，且是风火，而《金匮》此条反以为寒虚相搏之贼邪，是既误内风为外邪，又误风火为寒虚，更与《六元正纪篇》显然矛盾。仲景必不若是之武断。〔批〕辨得清澈。此其可疑者二。即以本条证情言之，惟内热生风，肝阳陡动，迫其气血上冲入脑者，乃有此猝然喎僻、体重不仁、昏不识人、舌强难言、口吐涎沫诸候。其外形必有肝阳之见症可征，如面赤唇红、气粗息高等皆是。且其脉必多浮大、浑浊、数促之象，必不独见浮紧。〔批〕此病脉症，无不如是。虽间亦有真阳式微，虚风一煽，而即见脱证者，面青肢冷、冷汗自流，乃与《金匮》所言之寒虚相搏近似。然此证已不多有，即曰仲景当时，或竟多此脱证，要知脱证之寒，亦非在表之寒，于脉当迟细沉伏，必无浮紧之理。况乎当日之喎僻不遂、昏不识人者，岂其无一肝阳上扰之证，而乃直以脉浮而紧、寒虚相搏定为大纲？止知有表证之寒邪，而不知有内蕴之风火，明是粗知医说者，附会伤寒在表之脉象，模仿仲师句法，造此臆说，误尽苍生，而谓仲景能为此病情脉象，枘凿不合之无稽之言，其何可信？〔批〕抽茧剥蕉，层层都到，然后知《金匮》此节竟不可解，疑到后人模仿为之，亦是可信。似此咄咄逼人，有情有理，非有真识力、真见解者，安能道其只字！颐愚以为今本《金匮》之中风历节病一篇，文义庞杂，几于全不可解。其论中风，又止此三节，皆不伦不类，必不足以发明此中精义，当是残缺之余，掇拾为之，讹误脱佚，皆所不免。若就今本言之，实属无可索解。《医宗金鉴》于此两节，曾有订正，则亦明知脉浮而紧，寒虚相搏之说，与喎僻不遂之中风，不能符合，乃欲以下节之"脉迟而缓"六句，与此节首六句互易，无如于义仍有难通，则又改窜几字，以强求其可解。纵使所改者果有至理，亦是自我作古，终不免续凫断鹤之嫌，况乎所改亦未必精当耶！原夫古今贤哲，于《金匮》一书，不敢轻加评骘者，本是尊重仲师之意。诚以吾邦医学，发源最早，而中古旧籍久已无传，惟仲景之书，论证列方，颇多可信，已是医界中最古之本，自当为之推阐发明，以扬国粹，万不容轻肆驳斥，致启后学荒经蔑古之心。而颐则谓今之《金匮要略》，已是宋人手录之本，去仲景之世甚远，辗转流传，盖亦久失庐山真面。陈氏《书录解题》明谓其得于蠹简之中，则断烂不完，已可想见，所以是书之不可解者最多，必非如《伤寒论》之为王叔和重编者，所可一例而论。〔批〕此层亦是实情，既出于蠹简之中，又安能必其无浅人点窜之弊。果能灼知其可疑，而别有确切之发明，正不妨佐证病情，说明原委，以求其实在之效用，亦非妄肆空谈，轻低先哲。且此节分在经在络、入腑入脏数条，即以寒风外搏言之，亦不应重门洞开，俄顷之间，即能深入脏腑，以意测之，亦颇不近于理。况乎于古无征，于今不信，似此凭空虚构之言，恐非仲景真本所固有。即曰果是仲师手笔，则当时本不知脑神经之作用，仅凭理想而生误会，亦是情理之常。今既确有所知，亟为更正，庸何伤于仲师日月之明？〔批〕开诚布公，教人尊重仲师，须从实在治验上注意，不当徒慕虚名，随声附合，方于学问病机，胥有实用。是真能读仲师书，而真能尊敬仲师者。如必以仲师之故，而姑为之曲曲附会，勉强敷衍，不顾情理之难安，则适之厚诬古人，重欺来哲。吾知真能尊崇仲圣者，不当如此，敢冒天下之大不韪，直抒己见，就正高贤，破除泥古之嫌，冀为斯道一新其耳目。凡以实事求是，庶几治疗之得效耳，固非师心自用，妄论前人短长也。若曰蔑古，则颐岂敢！

其第四节曰：寸口脉迟而缓，迟则为寒，缓则为虚，荣缓则为亡血，卫缓则为中风。邪气中经，则身痒而瘾疹；心气不足，邪气入中，则胸满而短气。

寿颐按：《金匮》此节之所谓中风，更不可通，身痒瘾疹之症，乃风热在表，或其人本有蕴热，则微风束之，肌肤之热，不得外泄，于是起块发瘰，痒搔遍体。今三吴之俗，谓之风疹块是肌腠间极浅极轻之病，虽亦可谓之风邪，而何得与上节喎僻不遂、不仁不识之中风，连类而书，相提并论？乃观本节全文，则曰"脉迟而缓，迟则为寒，缓者为虚"，已与风热之瘾疹，显然矛盾。且更郑重其辞曰，"荣缓亡血，卫缓中风"，不伦不类，文义亦不相贯串。且以身痒瘾疹皮毛之病，而谓之邪气中经。据病理而言，确是风热侵袭肌腠，其说似无不可。然上节则曰"邪在于经，即重不胜"，语气又复不符。岂有同在一篇之中，而忽彼忽此，自盾自矛，竟无一定宗旨之理，而谓仲师手笔，有如是之模糊隐约，疑是疑非者乎！要之，今本《金匮要略》似此不可索解者最多，皆当存而不论，既不能强为疏通，削足适履，亦不当随文敷衍，虚与委蛇。其"心气不足，邪气入中，胸满短气"三句，亦是不相联属之文。而注者曲为说解，仍不可通，亦何苦耶？

颐按：巢氏《病源候论》谓人皮肤虚，为风邪所折，则起隐轸。又谓邪气客于皮肤，复逢风寒相折，则起风瘙隐轸。《千金方》谓风邪客于肌肤，虚痒成风胗瘙疮。（"瘾"之与"隐"，"疹"之与"轸""胗"，皆古今字。）可见身痒瘾疹，止是微风郁于肌肤之病。《金匮》此条不为《病源》《千金》所采，则巢元方、孙思邈等，亦不以《金匮》此说为然。惟《金匮》既以瘾疹列于《中风篇》，益可见其所谓中风之病，皆是外风，此固唐以前之通例也。

第八节　论续命诸方　古人本以专治外因之寒风　而已并用寒凉　可见古时亦是肝火内燔之证

《千金方》《外台秘要》两书，中风之方最多，约举其例，皆续命汤、桂麻姜附之类也。而所治之症，则昏愦暴仆、痰壅涎流、痉厥瘈疭、喝僻不遂，皆在其中。忖度其意，盖谓此等见症，无一非凛烈之寒风直犯经络腑脏之病，故用药必辛散解表，燥热温中，双管齐下。此固自汉迄唐，治疗中风之恒例也。读《甲乙经》所谓"偏中邪风，击仆偏枯"，及《金匮》

"脉浮而紧，寒虚相搏"两条，未尝不脉症病情，若合符节。然试以所见之昏眩猝仆者言之，则无非肝火内扰，木郁生风，气火上升，痰涎逆涌，岂不与古人之概投温散者大相背谬？岂古人之暴仆者，皆属虚寒，果运会推移，不可一例论耶？迨以《千金》《外台》诸方下所载病证细读之，则头眩面赤、恍惚惊悸诸候，咸在其列，岂非内热生风、浮阳上扰之明证？而确然可据之寒风见症，反不多有，乃方中仍是温辛升散之品居其多数。则古人直以肝阳上僭、内热火升者，一律作寒邪主治，得毋可骇？乃人以续命诸方所用药物熟思之，则既用附桂之温，而即兼芩芍之清，已觉自盾自矛，不可索解。而续命散、八风散等方，则又桂附姜辛、膏芩大黄，一炉同治，更莫测其主义之何在。景岳所谓水火冰炭，诚非虚语。要之，其所治之病，必有内热可征，而后需此寒凉之药。于此可见古之所谓中风，虽曰当时或多寒证，而亦必有菀热昭著、肝火内燔者。〔批〕于古人温燥方中，寻出寒凉之药，以证古时之病，亦是内热生风，最是真据。而说者辄曰古是外风，今是内风，得毋仍在梦中说梦？然诸方之中，犹必以桂附麻辛，杂然并列，而不问其性情之不合，臭味之不投，则亦习俗相沿，视为成例，而不自觉悟耳。然则古书诸方，即使古人用之，亦必不能确合病情，发生效力，而以反观乡曲俗医，犹有依傍古方，以治火升痰升之昏仆者，舌裂唇焦，如遭炮烙，哀号呼聱①，惨不可言，此虽学之不明，徒读父书，适以偾事，而古人之千方一律，当亦不能不任其咎者矣。

第九节　论古书所谓真中风之病必不多有

汉唐之世，皆以喝僻不遂、昏仆不仁、痰涎壅塞等症，谓之中风，固无不以为真是外来之贼风中人也。直至金元以降，类中之说日渐昌明，而后知猝然暴仆、昏瞀痰迷之中风，固多不出户庭，未尝蒙犯邪风者。此晚近医家所谓真中、类中之界限，亦即外风、内风之畛域也。然自真中、类中显然分别之后，则类中之病，所在多有，而所谓真中风者，不可复觏。丹溪有言，西北地高，风寒燥烈，故有真为风邪所中者。此亦悬拟之辞，可见真中之病，在丹溪亦未必一见。且可知中土平原之地，东南燠然②之乡，固多内动风阳、气升火升之病，而果为寒风外袭，可用古人发表温中之剂者，盖已几几乎为理之所必无者矣。又证之以《玉机微义》（明·徐用诚撰，刘纯续增）曰：余居凉州，其地高阜，四时多风少雨，天气常寒，每见中风或暴死者有之。时洪武乙亥秋八月，大风起自西北，时甘州城外，路死者数人，余亦始悟经谓西北之折风，伤人

①　聱（bó）：因痛而叫喊。
②　燠然（yùxiāo）：暖之意。

至病暴死之旨，丹溪之言，有所本也云云。寿颐所见古书，惟此节可为寒风中人、暴病猝死之确证，始能吻合真中风之名义。〔批〕必如是而始可谓之真中风，则可知此证必不多有。而于《千金》《外台》之中风各方，皆以温中散表为主者，可为对证之药。然惟西北绝塞，乃有此偶然之戾气；若在中原人烟稠密之区，何致多此非常之奇变？而古人药剂，竟复叠重累，立数十百方而未已者，初不解汉魏六朝隋唐之世，何以得此许多对药之病，意者古时西域初通，发现此种奇病，因而交相研究，制成此大同小异之汤散。抑且古人最重师承，一人唱之于前，自必有数十百人和之于后，积之既久，而中风之病，既共知为一大证，斯中风之方，遂成此一大部。况乎汉唐畿辅皆在关中，本是西北刚燥之地，不啻与甘凉为邻，有此寒风，亦固其所。〔批〕推想古人所以多此一派方药之故，确是古人必有此种心理。

今者地日辟而生齿日繁，甘新伊凉，亦已人迹富庶，气候日即于温和，已与内地不甚歧异，而《玉机微义》所记，本是偶然，又何可据以为病理之常？况在荆豫徐扬之域，天气和煦，地脉温柔，本少严肃风景，更安能徒读古书，妄用燥烈辛温，以铄真阴而耗人元气？〔批〕又是真情实理。盖所谓真中风者，既必以外有感触寒风为准，则凡猝眩昏仆之未遇暴风者，自不得谬托于真中之名义，即不能妄用古人之成方。且果有如《玉机微义》之所云，则其人必肢冷脉伏、面白

73

唇青，与猝暴之中寒病相等。古有参附汤、三生饮诸法，即为此证而设。当其暴仆僵绝之时，亦非续命诸方亦温亦清者所能胜任而救急。惟内风陡动之候，间亦有真阳式微之脱证，身寒脉伏，或汗出如油、冷汗如珠、喘鼾欲绝，皆须参附大剂急起直追，庶可希冀什①一。此其证情治法，颇与真中寒风者，同一理例，而实非外风外寒之病。参附主治，专在温中，亦非续命诸方之泛而不切者可以幸图一效。又有外触暴风，邪入经络，忽然口眼㖞斜、声音謇涩，而尚无神志昏昧、语言迷惘诸症，则果是外因风邪，按之病情字义，亦可谓之真中风。但仅是经络为病，虽面目㖞僻，而举止动作，仍不改常，止须通经宣络，兼以轻疏泄邪，亦易得效，尚无需于续命之桂附麻黄温散太过。亦有猝遇邪风，口眼㖞僻，而兼舌蹇言糊，精神举动顿失常度者，则其因虽是邪风外袭，而实则中无所主，根本暗摇，适以外风引动内风，亦当从内风主治，急急摄纳潜镇，固其本根，误与疏风，其蹶立至，而续命等方，辛散温升，均是大禁。此又明明兼有外风，而《千金》《外台》之通治中风诸方，亦复不能适用，更可证真中风之果属外因者，实是不可多得。而恰合续命诸方之病情者，抑且必不一见。〔批〕竟将古人真中风之病证方药，一概驳斥净尽，何其胆大乃尔。然似此层层辨析，而续命诸方

---

① 什：同"十"，余同。

竟无对药之病，则亦不得谓作者之妄作聪明，盖惟见得到乃说得出耳。

寿颐不敏，敢谓中风一证，自唐以前既一误于止有外风而无内风；金元以下，又再误于中经络、中腑、中脏之三大纲，究竟皆是凿空，百无一验。所以自古迄今，凡百医书，无一不有中风之方论，而亦无一不梦中说梦，呓语喃喃，此实吾国医学中之绝大怪事。世果有读书明理、潜心体验之通人，必不河汉乎斯言。

第十节　论张伯龙之《类中秘旨》

寿颐按：张伯龙，名士骧，山东蓬莱人，著《雪雅堂医案》，有《类中秘旨》一篇，二千余言，援据西医血冲脑经之说，而畅言其原委，最能发明此病之实在。习医者必读此，而始知前人所论，似是而非，皆不足据。若西医之说，在彼以剖验得之，固有确实证据，然习中学者，不能推测其所以然之故，则亦必不肯信。非得伯龙氏据《素问》"气血并走于上，则为大厥"一条，以互证之，则是病之原理，必不足以标示天下。即西医之说，彼亦止能言其然，而不能知其所以然，断不能语以《素问》大厥之旨。伯龙独能融会而贯通之，始知中医之说理真切，绝非新学之研究形色者，所可作一例观也。伯龙此论虽若为是病别开生面，实则拨云雾而见青天，始为世界放一光明景象，以此二千余年迷离恍惚之中风一病，乃有一定不移之切实治法，岂独谈中医者，从古无此经验，即治新学者，亦万万无此理论、无此实效，功德及人，夫岂浅鲜？自谓秘旨，洵非虚语，然颐读之而更有说焉。内动之风发源于气火之上冲，固是不易之定理。惟自丹溪西北有真中风，东南为湿热痰之说，印入人心，学者鲜不谓气火上升之证，盛于东南，而必不可概西北。然自河间主火之说创之于先，而是病始有门径可寻。今更得伯龙潜镇之法继之于后，而是病竟有捷效可据。河间北人，伯龙亦北人也，其亦可以悟彻此中真理，而不必拘拘于其人其地乎。伯龙于光绪中叶尝来沪上，其《雪雅堂医案》即以甲辰年活字版排印，小小两册，颇不显于世，然似此精确不刊之名论，决不与草木同腐。寿颐以壬子之春，得见于友人斋头，读其论证处方，理法切实，而用药亦朴茂沉着，颇觉北方浑厚气象，隐隐然流露于字里行间，显然与江浙之轻灵者，迥然各异其旨趣，而是论之屏绝浮言，独标真义，尤为二千年来绝无仅有之作。已将其医案手录一编，留待问世。（寿颐拟辑《古今医案》，加以申义，名之曰《古今医案平议》，已分类编纂，粗具条理，如伤寒、温热、杂病、女、幼、外、疡诸科，各为一编，以免繁重。今伤寒温热及内风脑神经病两种，已先脱稿，其余诸科，尚未润色完备。伯龙之《雪雅堂医案》，则绍兴医药学报社又重印行世。）而于《类中秘旨》一篇，亦已参入拙见，间为订正，以求至当。兹辑是编，即以旧稿稍稍整理，备录如下。苟有同好之士，不以颐言为谬而辱教之，则岂独鄙人之幸，抑亦国学存亡继绝之一大关键也，企予望之。

张伯龙曰：类中一病，猝倒无知，牙关紧闭，危在顷刻，或见痰，或不见痰。李东垣主气虚，而治法用和脏腑、通经络，攻邪多于扶正，屡试少验。

寿颐按：东垣之论类中，谓阳之气，以天地之疾风名之，此中风者，非外来风邪，乃本气自病也。凡人年逾四十，气衰之际，或忧喜忿怒，伤其气者，多有此疾，壮盛之时无有也。若肥盛者，则间有之，亦是形盛气衰耳。治法当和脏腑、通经络，便是治气云云。虽能知其非是外风，然主气虚立论，貌视之似亦探本穷源，谁得以为不合于理，实则最是浮泛之谈。邪之所凑，其气必虚，无论何病，无不可以"气虚"二字笼统罩上，冠冕堂皇，自欺欺人，最无意味。且果是气虚，则治法自当以补气为主，东垣一生，专以"补中益气"四字为其全副精神，然试问昏瞀猝倒之时，气升火升，痰涎壅塞，参芪升柴，是否可投？此在粗知药理者，皆能知其不可妄试。〔批〕驳斥气虚之说，以为空话，乍闻之，未免可疑，然似此反复说来，又是确论。东垣其何以自解？则不宜于益气之治者，又乌得泛称之为气虚？盖此病之火、气、痰泛溢上冲，正《素问》所谓气血并走于上之候，血与气并，则为实焉。经有明训，虽病本为虚，而病标则实，当此猝暴为变，治标为急，况乎标实本虚，正是反对，万不能舍其现状之壅塞于不问，而远顾其根本之虚。则东垣所谓四十气衰，形盛气衰二层，纵能确合猝仆之本源，言之成理，而不能准此大旨，以为治疗，是为玉卮无当，不适于用，不及河间主火、丹溪主痰之切实。〔批〕更说到病是气实，则东垣所谓虚者，真是梦中说梦，妄不可听矣。近有王清任之《医林改错》，用黄芪四两为剂，加入通络药数味，谓能治此病，则即从东垣气虚之说附会为之。不知芪能助其气火之升、痰涎之壅，抱薪救火，非徒无益，而又害之。甚矣！纸上谈兵，而全无真实体验之为害厉也。即东垣所谓治法当和脏腑、通经络之两层，又与气虚之旨各不相谋，且亦是泛辞，急病缓投，何能有济？而东垣又有中血脉者以小续命汤加减，中腑者以三化汤通利等说，更谓养血通气主以大秦艽汤、羌活愈风汤云云，皆是胡言乱道，信口雌黄，亦且与"气虚"二字毫不相应。盖既非外风，何以用续命、愈风之方？既是气虚，何可又用三化汤之通利，而大秦艽汤、羌活愈风汤又何能养血通气？可见东垣于此，竟无一线见解，所以议论忽东忽西，自矛自盾，徒为浮泛不切之言，拾他人唾余，以取盈其篇幅，最为鄙陋。〔批〕东垣此论，本是勉强敷衍，全无实用，今得如此说明，竟觉无一字不是荒谬。读古人书，安得不自具只眼？惟俗学慕其金元大家之虚名，谈类中者，恒节取其"气虚"二字，自谓能读东垣之书，姑申是议以告学者，而陋者犹有套用补中益气之成方，以治肝阳上逆之病，则木已摇而拔之，适以速其蹶矣。亦知脾胃之虚，清阳下陷者，宜于升；而肝肾之虚，浮阳上泛者，必不可升耶？颐每谓金元四家，惟东垣之书文义最为不顺，即其医理，亦时有未尽清澈者。式观此节所引，已可概见，伯龙于此，借作点缀，而随手撇开是也。

惟刘河间谓将息失宜，心火暴盛，肾水虚衰。丹溪又赞之曰，河间谓中风由将息失宜、水不制火者极是。余又参之厥逆一证，《素问·调经论》谓气之所并为血虚，血之所并为气虚，有者为实，无者为虚。今血与气相失，故为虚焉；血与气并，则为实焉。血气并走于上，则为大厥，厥则暴死，气复返则生，不返则死。〔批〕伯龙之绝大发明，全从《素问》此节悟入，是读书之得间处，读者不可忽也。此即今之所谓猝倒暴仆之中风，亦即痰火上壅之中风，证是上实，而上实由于下虚，则其上虽实，而亦为假实，纵其甚者，止宜少少清理，不得恣意疏泄。而其下之虚，确是真虚，苟无实证可据，即当镇摄培补。

颐按：上实本于下虚。盖谓虚阳之上升，即本于真阴之不足，原其始而要其终，谓之假实，似无不可。然当其气火俱浮，痰涎坌涌之时，窒塞有余，必不可仍以为假。盖虽非外来之实邪，而为气、为火、为痰，无一非实病之确据；降气、清火、开痰，又无一非实病之治法。乃伯龙氏竟谓上实亦为假实，殊有语病，且"少少清理，不得恣意疏泄"两句，亦欠斟酌。夫以气火奔腾、浊痰窒塞之时，急急清理，犹虞不及，而顾可病重药轻，养痈贻害，有是理乎？且病非外邪，识之既真，又何致有恣意疏泄之误？伯龙此说，盖犹认其尚有外来之邪，所谓"清理疏泄"四字，仍主外感，一面言之，殊可不必。至于"镇摄培补"四字，一气呵成，尤其不妥。气升火升，镇摄是也。若曰培补，则滋腻之药，岂浊痰壅塞之时所堪妄试？此中分寸不可不知。〔批〕伯龙此节，自有语病，假实真虚，两两对照，尤为不妥。总之欲用滋腻，而不悟其害，得山雷逐层洗刷，而病理之真情毕露，则伯龙之误，亦堪共信，是真能为伯龙补过者，伯龙有知，亦当佩此诤友。

今西国医家，以中风证为血冲脑气筋之病，谓人身知觉、运动，皆主于脑，可以兔与鹊试之。余尝以两兔，用针锥伤其脑，以试验此说之是否可信。一则伤其前脑，而即已僵仆不动，然自能饮食，越十余日不死。一则伤其后脑，而时时奔走，遇物碍之则仆，而不知饮食，数日饿毙。因此悟及《素问》血气并走于上，则为大厥，厥则暴死之病，即今所谓中风猝倒、不知人事之病。益信西医血冲脑气筋之论与《素问》暗合，可以互相引证。〔批〕此是实地试验，而知觉、运动各有专主，阐发病情，犹在西人解剖之上。盖皆由木火内动，肝风上扬，以致血气并走于上，冲激前后脑气筋，而为昏不知人、倾跌猝倒、肢体不用诸症。〔批〕此说最精，真是二千年来从未发明之秘。

颐按：据伯龙此说，则前后二脑分司运动、知觉。

前脑专主运动，故受伤则不能运动，而知觉未泯；后脑专主知觉，故受伤则知觉已失，而运动自如。考西人解剖之学，脑部之分析，界限颇细，不独分为二部。然约举之，亦以大脑、小脑分为两种，大脑即前脑，小脑即后脑也。神经之说，治西学者，皆谓导源于脑及脊髓，而分布于肢体百骸。凡全体之运动、知觉，无一不系属于神经而统之于脑，此其理之有可信者。但知觉之与运动二者，新学家亦皆浑融言之，尚不能分别统系，以何者专司知觉，何者专司运动。盖解剖之能细细剖验者，无非据尸体剖割，观其支分派别，而其人已死，气血俱停，徒具血肉之形骸，久失性灵之作用，更安能辨别其有生时之动作行为若何支配？此亦治解剖学者无可奈何之缺憾，而亦万万无术以补救此缺憾者也。〔批〕说到解剖之学，必不能推测其生前之知觉、运动，治西学者，又有何说？今伯龙氏能知前脑主运动，后脑主知觉，既据实验得之，其说固自可信。然则昏瞀暴仆之中风，有或失知觉、或失运动之异者，即其气火上升，迫血入脑，激乱脑神经之或在前、或在后耳。由是推之，而是病之或为口眼㖞斜，或为语言謇涩，或为半身不遂，或为全体瘫废，皆其神经之震动，属于何部，则其部之不用随之。虽见症各有不同，而皆属于气血冲脑，神经为病。有以致此，所以病发暴戾，顷刻而来。无论何病，皆无此迅疾。则电学之作用，虽路逾万里，间隔重洋，无不一气呵成，此动彼应，捷于影响，此又证以科学原理，而万无可疑者也。

但木火上冲，有虚有实。其实者，如小儿之急惊，周身搐搦，用清肝通大便药，一二剂即愈。

寿颐按：小儿之急惊，虽曰木火自盛，有似实证，要之幼稚之体，阴血未充，阳气偏旺，俗称小儿为纯阳者，即以阴分不足而言，故有肝火暴动，激动热痰，上扰生风，发为抽搐瘛疭，甚则痉厥，俗名惊风。皆是内风自动，是以为病暴疾，与大人之猝然昏仆者不异，不得以大人之中风为虚病，而小儿之惊风为实病也。〔批〕小儿之急惊，即是大人之内风猝动，证情、治法无不皆同。然古今医家，尚无此直捷爽快语。伯龙此说，似尚未允。惟小儿无情欲之病，其阴虚也，乃发育之未足，非戕贼之损伤，确与成人之阴虚者不同。是以伯龙云然，读者不可以辞害意。

其虚者，则真水不充，不能涵木，肝阳内动，生风上扬，激犯脑经，因而口眼㖞斜，手足搐搦，口不能言，或为僵仆，或为瘫痪。余习医十余年，于此证留心试验，实证甚少。〔批〕实证甚少一句，殊未妥恰，观注中为伯龙说明作意，乃始恍然大悟。间或有之，亦止用清火药数服可愈，断不可再用风药，再行升散，愈散则风愈动，因此而气不复返以死者多矣。

寿颐按：此所谓实，乃指外感之实邪而言，以其风自内动，本无外感之邪，故曰实证甚少。然须知气升火升，挟痰上壅，已无一而非实证；即清肝火而降气降痰，又无一非实证之治法。伯龙之意，必以外感风邪谓之实证，而气升痰塞，则不以为实，故日间或有之，止用清火，不可再用风药升散。其论实证自有语病，且因此而遂以气升痰塞之实证并认为肾水之虚，乃有开手即用二地、阿胶之误，读者不可不察。又按：伯龙所谓清火药者，即是清肝之药，如羚羊角、石决明、真珠母、玳瑁、龙牡之类，非仅三黄、栀、翘、石膏等可知，即上文所谓小儿急惊用清肝之意。然亦必合之化痰潜降、镇坠摄纳，则气、火、痰三者俱平，血不上冲，脑不受激，始有捷效。

　　至于水虚而不能涵木，肝风自动，风乘火势而益煽其狂飙，火借风威而愈张其烈焰，一转瞬间，有如山鸣谷应，走石飞沙，以致气血交并于上，冲激脑气筋者，当用潜阳滋降、镇摄肝肾之法，如龟板、磁石、甘菊、阿胶、黑豆衣、女贞子、生熟地、蝉蜕为剂。微见热，加石斛；小便多，加龙齿；大便不通，加麻仁。服一二日后，其风自息；三日后再加归身，其应如神。

　　颐按：伯龙分虚实两层，以肝火独旺者为实，以肾水不足者为虚，虽有微别，却无大异。盖真阴若充，肝阳亦必不动，木之动，无不本于水之虚。但此病既发，多挟痰浊上扰，若顾其虚，即宜滋补，而滋腻之药，皆与痰壅不合。伯龙既以虚实分条，则对于虚者，自不得不兼用阿胶、二地等药。然试问痰涎上壅者，于此胶、地是否相宜？颐恐一经说明，即伯龙亦当觉悟。惟风火相煽，而并无痰塞者，或可用之，此乃至要之关键，不可不分别清楚者也。

〔批〕伯龙治法，尚是大辂椎轮，而所述各药，亦未尽精当。盖初有发明，原是大辂椎轮，粗具形式，必赖有后起之人，琢磨一番，方能精切。今得此编，而细腻熨贴，无微不至，真是伯龙之莫大功巨。

此法用之于初起之日，无论口眼歪斜、昏迷不醒、热痰上壅、手足不遂，皆效。若用小续命汤及四逆等法，则水源立绝。血之并于上者，不能下降，不可救药。若以东垣气虚之说，而用参、芪、术，则气壅血凝，亦不能下降，势必迁延日久，经络窒塞，而成瘫痪。即再遇名贤，复用潜镇息风之法，亦不过苟延残喘，而偏枯废疾，终不可治矣。〔批〕笃信好古者，必须熟读此条，方不误事。

寿颐按：伯龙之论内风，援引西医血冲脑之实验，能推阐其所以冲脑之原委，借以证实《素问》血菀于上，气血并走于上之真旨，不仅吾邦之读《素问》者从无一人悟彻此理，即谈新学者，亦万不能勘得如此切实。而治法以"潜镇摄纳"四字为主，醍醐灌顶，魂梦俱安，最是探骊得珠、擒贼擒王手段，悬之国门而不能增损一字者也。惟临证之时，但当守此大旨以为准则，亦不必拘拘于此篇所述药味。愚谓潜阳镇逆，必以介类为第一主药，如真珠母、紫贝齿、玳瑁、石决明、牡蛎之类，咸寒沉降，能定奔腾之气火，而气味俱清，不碍痰浊，最为上乘。金石药中，则龙骨、龙齿、磁石、石英、玄精石、青铅、铁落之属，皆有镇坠收摄之功。而平肝化痰，具有通灵之性情者，则羚羊角、猴枣，尤为神应。若草木类之木瓜、白芍、楝实，则力量较弱，可以辅佐，非专阃材也。若龟板、鳖甲，亦是潜阳沉降之品，但富有脂膏，已趋重于毓阴一路，必也水亏木旺，而无痰涎之上壅者为宜，有痰则已嫌滋腻，尚须审慎。若生地、石斛、玄参、黑豆之属，皆清热养阴之品，亦惟津伤热炽而无痰者，均可采用。苟有痰塞，则甘寒黏腻适以助其壅滞，其弊不小。而人参、阿胶、鸡子黄等，尤为滋填厚味，在真阴告匮，龙雷猝乘，已见目合口开、撒手遗溺脱证之时，非此恋阴益液和入大剂潜镇队中，亦难留恋阴阳，希冀什一。〔批〕历举应用诸药，而一一说明其实在之效力，始觉伯龙所述数味，未尽稳惬，此作者之金针度人也。若其气火升腾，挟痰奎涌，尚在本虚标实之际，未至真元欲脱者，犹恐滋腻助痰，非可轻试。或在潜降之后，气火渐平，神志渐定，痰塞已开，胃气来苏之时，用以固阴益液，则即仲景复脉汤善后之法也。诚以此等厚腻性质，补阴有余，碍胃实甚，且必暗助浊阴，反增痰气负隅之势，所以气火方张、痰壅涎流者，万万不可妄试。若夫甘菊、蝉蜕，则轻泄外风，亦以疏达肝木，与桑叶、蒺藜、天麻、胡麻等相类，对于此证，止可为辅佐之品，皆非主任要药。至于归身一物，世俗无不视为补阴补血上品，其实脂液虽富，而气烈味辛，走窜有余，滋填不足，本是血中气药，非纯粹补血之物。此病在浮阳上泛之时，惟镇定为急，亦断不能投此辛升温散，扰之使动，岂不为火添油，为虎傅翼？〔批〕谓当归是辛温上升，走而不守，亦药性之实在，人所未必能知者也。颐愚于此，不敢强为赞同。又此病之最着重处，在浊痰壅塞一层。盖以阴虚于下，阳浮于上，必挟其胸中浊阴，泛而上溢，蔽塞性灵，上蒙清窍，以致目瞑耳聋、舌蹇语塞、神昏志乱、手足不遂。若以中医理想之词，姑备一说，未始非浊痰窒塞经隧为病。是以昏瞀之时，痰塞涎流，十恒八九。愚谓潜降急矣，而开痰亦不可缓，则杏、贝、胆星、菖蒲、远志、竹黄、竹沥、二陈之属，皆不可少，近多以猴枣治热痰，甚有捷效。〔批〕补出化痰一层，最是此病要药。又有龙脑、麝香，芳烈走窜，开泄无度，耗散正气，消铄真阴，抑且香燥之性，气烈上升，反以助桀为虐，扰乱神志，逼痰入络，酿成癫痫，不可妄试。而俗医见其痰塞神迷，谬谓痰热蒙其心窍，辄以局方苏合香丸、至宝丹、牛黄清心丸之类，大香大开，反以助其气火上激，何异借寇兵而赍盗粮，必多一蹶不振，是即《素问》所谓气不返则死者。固不独气虚欲脱之危候，恐其耗气而不可用也。〔批〕说明香窜开窍之害，为世俗开一觉悟法门，亦此病之紧要关键。

颐按：市肆中治小儿急惊风之通用丸散，价值奇昂，无非脑、麝之香燥走窜、开窍通络为主。其意谓

是热痰壅塞，原属闭证，闭者开之，芳香宣窍，本是
正治，不知痰之塞由于气之升，而气之升，即是肝阳
迫血上冲入脑为患，与脱证之元气不支者相去止此一
间，宜摄纳而不宜开泄。误与芳香，甚者即飞越散亡
而不可救，其轻者亦使痰涎窜入经络，抑且开门揖
盗，导之直入心包，或为神呆肢废，痼疾不瘳；或为
癫痫缠绵，不时频发。而昏瞀暴仆者，俗人亦误认为
闭塞之病，利于开窍，则气火愈浮，脑经更乱，立蹶
者多。即不然而神经之功用不复，喝斜瘫痪、神志昏
迷俱不可治，皆此脑、麝之贵重药有以致之，而普天
下之病家皆不知，即医者亦多未知此弊也，大可
慨已。

至若舌苔浊厚之实痰凝塞，则虽稀涎散、礞石滚
痰丸、控涎丹、青州白丸子等之猛烈重药，亦所
不避。

颐按： 此皆镇坠下达之物，以治气升、火升、痰
升，正是对病要药。苟在体质壮盛者，殊可无虑，不
比脑、麝芳香，助其上升耗散，此药理之有可凭，而
亦药性之确可信者。然俗医皆不知，宁用彼而不用此，
则以价贵之物，杀人无怨；而瞑眩之药，救人无功。
见识不真，与时俯仰，此医道之所以暗昧，而枉死之
所以接踵也。哀哉！〔批〕慨乎言之！切中世俗心理，医者能破
除此等世情，乃可以任托孤寄命之重，然非识力到此地步，亦未易
言也。

　　而伯龙于此，独无治痰之法，虽其意专为阴虚之人设法，然阴虚于下，亦多痰壅于上，不备此法，终是缺典。且在既投潜降之后，即大势已平，风波已定，可以渐投养液安神之时，亦必与顺气化痰之法相辅而行，方不致中气无权，浊痰复聚。否则气机不利，浊阴不开，虽得暂庆安澜，亦必乘机窃发，一波乍平，一波又起。此又治内风之一大关键也。至谓误用参、芪、术者，必至气壅血凝，不能下降。良由参、术多脂，芪复升举，浊腻之物，厚重不灵，则脑神经之功用不复，经络窒塞，瘫痪不遂，终为废疾，不可复愈，亦是确论。此颐所以谓东垣气虚一说之全无真实体验者也。奈何伯龙于此，反欲用生熟二地于病发之初，则滋填黏腻，必视参、芪、术为尤甚，且阴柔之性，更易助痰为害，而伯龙竟不觉悟，得毋明察秋毫而不能自见其睫？此则寿颐所不敢随声附和而阿私所好者矣。

　　伯龙又曰：西医脑气筋之说，盖即《内经》所谓经脉、络脉。但西医剖割验病，不知凡几，吾中土无此残忍。且彼有显微之镜，窥见症结，故能分得清楚，知经络之俱从脑中而出。盖脑如树根，筋如枝叶，根一动则枝叶未有不动者，此则西医之长，吾中土之人所宜宗之者也。

　　寿颐按：西学脑经之说，其始译西人之书者，译之为"脑气筋"。(咸丰时,江宁管氏译英医合信氏①《全体新论》等书是)东瀛人则译之为"神经"。今通称之为"脑经"者,以其发源于脑,而分布于全体也。颐谓"筋"是附骨之筋,坚韧之质,所以连属骨节而利机关者。今之译西书者,谓之韧带,乃一定之质,而无运行之性。〔批〕认得真实,方能辨得清楚。惟"经"字是经脉之经,吾国医学本以十二经络及奇经八脉为全体气血循行之道路,则脑经司一身之知觉、运动,有运行传递之功用。以训诂之学言之,当作"脑经"为长。知旧译之作"脑气筋"者,尚未尽稳惬,所以近人译书,亦不复用。若东人之译为"神经"者,则以其分布全体,而为知觉、运动之主宰,有神妙不可思议之意,其命名甚为允当。但中医十二经络及奇经八脉之说,本以血络循环,周流不息言之,是全体之脉道。以言西学,则即译书之所谓"发血管""回血管"(东瀛人译为"动脉""静脉"),乃发源于心房,以周行于全体者。而脑经则发源于脑及脊髓,以分支于四体百骸。考译书谓脑之神经,共有十二对;脊髓神经,共有三十二对。皆是髓质,而主一身之知

---

① 合信氏:即 Hobson(1816—1873),英国人,于 1839 年受英国伦敦传道会委派来华。他所著的《全体新论》(1851)、《博物新编》(1855)、《西医略论》(1857)、《妇婴新说》(1858)、《内科新说》(1858),合称《西医五种》,又称《合信医书五种》,开创了近代西医著作在中国传播之先河。

觉、运动，此西学之所谓血管及脑经之大旨，各是一类，不可混淆。伯龙此节，乃谓西医脑经之说，即《内经》之所谓经络、脉络，又谓西人知经脉之俱从脑出，则伯龙氏未尝以西人学说详考之而误会者也。

伯龙又曰：中风一证，肾水虚而内风动者多，若真为外来之风所中者，则甚少。此当分内风、外风二证。其外来之中风，"中"字当读去声，如矢石之中入。然外邪伤人，必由渐而入，自浅及深，虽有次第传变，必有恶风恶寒见症，纵在极虚之体，万无毫不自觉，而猝为邪风所侵，即已深入五脏，昏迷不醒之理，当有凛寒身热，或手足麻木及疼痛等症。其内动之中风，则"中"字当读平声，是为肝风自中而发，由于水亏木动，火炽风生，而气血上奔，痰涎猝壅，此即《素问》气血并走于上之大厥，亦即西医所谓血冲脑经之证。若激扰后脑，则昏不知人；激扰前脑，则肢体不动；激扰一边，则口眼㖞斜，或为半身不遂，左右瘫痪等症。是以猝然昏仆、左右㖞斜、痰涎壅塞者，皆无凛寒身热外感见症。即间有微见发热者，亦断无畏风恶寒也。此病而以古方中风之温升燥烈疏散之药治之，未有不轻病致重、重病致死者。盖肾水本虚，根源已竭，而下虚上实，再以风药燥药煽狂飚之势，铄垂绝之阴，譬犹大木已摇，而飓风连至，安有不速其蹶者？所以除镇摄肝肾之外，更无别法，始知河间属火之说，最为允协。但火亦有二：有肝木自旺之火，如小儿之急惊风是也；有肾水不能制火之火，则即此病之类中风是也。〔批〕如此两层，分得不妥。若东垣所云，中血脉则口眼㖞斜，中腑则肢节废，中脏则命危之说，皆是肾水不足、内风煽动之证。余统以镇肝息风养水之药治之，若未误药于前，即如东垣所谓中血脉、中腑、中脏诸证，皆可十愈七八；且即已误药在先，而后用此法，亦可渐轻。故猝然昏倒之后，其轻者或即时而苏，或阅一二时而苏，此则正气能胜，《素问》之所谓气返则生者，即不用药亦可。

颐按：此其眩晕猝仆之最轻者，然亦必阴虚阳冒，乃有此病，虽曰轻浅之证，可以不治，然竟不为调治，则阴愈虚而阳愈冒，势必有渐发渐剧之虑。其治法亦仍不外"潜镇摄纳"四字，惟如此之证甚轻，必无痰壅一候，则伯龙所谓养水之法，厚腻滋填，乃可并用。如其有痰，则滋腻即不任受，亦在禁例。

或有猝然暴脱，一蹶不醒者，则正气已绝，《素问》之所谓不返则死者，亦不及治。

颐按：真元虚竭，龙雷猝乘，一蹶不振，固亦有之，但平居无事，而仓猝变生，竟为虚脱，亦不恒有。苟其痉厥暴作，而神志昏迷、目合手撒、蜷卧遗溲，亦宜潜阳恋阴，治如上法，惟最忌芳香开窍，泄散走窜，如脑、麝之属。其冷汗脉绝、面白唇青者，则四逆、参附回阳之法，亦时有效。总之，证情虽属危殆，苟有一线生机，亦必当竭力图维，勉尽人力，决不可望而却步，诿为不治也。〔批〕蔼然仁者之言。

所最宜审慎者，昏仆之后，有口眼歪斜、手足不遂等症，非用镇肝养阴药数十大剂，更无别法，此即刘河间所谓将息失宜，水不制火，及薛立斋、赵养葵所谓真水枯竭者，万不能再用风药，助桀为虐，以速其毙。其寸关脉大而两尺弱者，即肝肾虚之明证，亦不可误听东垣而用参芪、术以增其壅塞也。

寿颐按：内风上扰，气升、痰升、火升之候，其脉皆寸关大而两尺弱，甚者且有上溢入鱼，而两尺竟至不应者。盖入之气血，止有此数，有余于上，即不足于下。《脉要精微论》所谓来疾去徐，上实下虚，为厥巅疾者，正为此病此脉描摹尽致。〔批〕论脉精细，可与第二卷第二节参观。要知脉实于上，而其下乃虚，上实是主，下虚是宾。治是证者，必当先治其上之实，但能镇而摄之，抑使下降，则气火安潜，上盛之脉，自能平静，而两尺亦即有神。不当以其寸大尺弱，遽谓下虚，而投滋腻。伯龙能知参、芪、术之壅气，而不知滋水养阴之弊，助痰增壅，其害尤在参、术之上，即其误认上实下虚，双管齐下，不分缓急标本之过，所以必将"镇肝养水"四字，联为一气，终是理法未尽精密。而此节所引薛、赵诸家真水枯竭云云，是其致误之源，盖久读立斋、景岳之书，而不自知其流弊耳。

寿颐按： 伯龙此节，外风、内风之辨最是清澈，虽至愚之人读之，亦能洞见症结，观于此而始知古今之论中风者，无一人不在五里雾中。其论中风之"中"字，当分平、去二音，以辨内外虚实。就字义而言，洵是精切不磨，确有至理，且亦切合病情，非穿凿附会可比。但古人所以立此中风之病名者，本止以外感言之，《素问》及《伤寒论》之中风，是其明证，本与内动之风无涉。自汉唐之世，见理不真，遂令内外二因，不能分析，竟以内动之风，亦假托此中风之名义，不得不谓汉唐医家不辨淄渑之过，当亦上古之谈中风者所不及料。要知以内风而亦称中风，已非古人所谓中风之真义。颐愚以为终当剔而出之，别定其名，曰内风，然后名正言顺，顾名思义，即可恍然于病情之自有本真。若仍以中风为名，则虽加以音注，亦恐有混淆不清之虑。此则景岳张氏创立非风名称，抹煞内动之风阳者，诚有可议。而伯龙氏欲读"中"字为平声者，虽有至理，然沿习已久，必难通行。况乎古今之用此"中风"二字者，本在外来邪风一面着想，以之移属内风，实是张冠李戴。非其种者，锄而去之可耳，更不必强与周旋，别生枝节，徒以淆惑后学视听也。若谓内风之动，由于肾水虚，肝木旺，则至情至理，圣人复起而不易吾言者。惟寿颐则谓

"肾虚肝旺"四字，必须分作两层设法，然后病情之标本知有缓急可分，而治法之先后乃有次序可定。盖肾水之虚，耗于平时，为是病之本；肝木之旺，肆于俄顷，为是病之标。急则治其标，缓则培其本，先圣仪型，久有明训。〔批〕笔曲而达，言明且清，似此分别缓急次序，而后病情治法，了如指掌。且治肾之虚，须当滋养，非厚腻不能填根本之真阴；治肝之旺，须当清理，非潜镇不能戢①龙雷之相火。两法相衡，已难并行不悖，况乎火升气溢，必挟其胸中固有之浊阴，泛滥上冒。所以此病之发，未有不痰涎壅塞、气粗息高者。即使外形或无痰塞，而其实气火俱浮，中脘清阳之气，已为浊阴蒙蔽，断不能投以阴柔黏腻，助其窒滞。所以治此证者，皆当守定镇肝息风、潜阳降逆一法，而佐之以开泄痰浊，方能切合病情，以收捷效。不独中古之刚燥阳药皆如鸩毒，即立斋、景岳诸家之滋补阴药亦在禁例。此固仅为肝旺之标病设法，而于肾虚之本，非惟不暇兼顾，亦必不能兼顾者也。必至气逆已平，肝火已戢，痰浊不升，脉来和缓，然后徐图培本，以为善后之计。于是滋阴养液之法，始可渐渐参用，方能顾及病本之虚。若果不分次序，而于气火升浮、痰浊窒塞之初，即用滋腻与潜阳并进，且以缓摄纳之力、助浊阴之凝，一则缚贲育而使临大敌，一则借寇兵而

---

① 戢（jí）：收敛，收藏；止，停止。

赍盗粮，适以偾事而有余，罪且难辞，功将安在？〔批〕
中明滋腻之误，说得婉婉动听。此则伯龙氏"镇肝息风"四
字，固颐之所低首下心，服膺弗失者。而独于其"养
水"二字，不辨次序，即用生熟二地于乍病之初者，
又颐之所最不惬意，而期期以为不可者也。惟间亦有
真阴已竭，龙相猝升，霎时暴厥，而竟有脉微欲绝、
目闭口开、面青唇白、痰声曳锯、气息微续之诸般脱
象，或且冷汗如油、头汗如珠，而绝无肝阳见症，则
必于潜降队中，加入恋阴益液之药，如人参、阿胶、
鸡子黄等，甚者且用参、附，此则为固阴回阳设法，
以其阴阳俱脱，非此不可希冀于什一。其证情与肝火
上升者，大是不侔。然此是极少之数，必不可执一以
例普通之肝火。然即于此当用阴药并治之证，而熟地
亦尚不可同用，嫌其浊腻太甚，未免窒塞不灵，乃伯
龙氏反以之通用于肝火升腾者，终不能不谓之千虑一
失。〔批〕此应用滋填以固其脱，虽亦兼痰壅一证，而与肝火之挟痰上
涌者不同，非临证功深者，亦必不敢遽投大补。抑知虚脱在即，非此不
治，而补药、腻药，反能减少其痰塞，此则虚痰与实热之痰不同，非有
阅历经验者，不能道只字也。伯龙又谓肝木自旺之火为实火，
肾水不能制火之火为虚火。而以小儿之急惊，属于实
火一类；大人之类中，属于虚火一类。其意盖谓小儿
无情欲，则无肾虚，而大人类中一病，则有如东垣所
谓多在中年以后者，故概谓之虚。要知小儿生长未充，
即是真阴未足，所以肝木易动，多有热痰风惊一病，

其肝风之内扰，即为阴不涵阳之证，即与大人之内风
无异，是不得分小儿、大人为两类也。至若东垣之所
谓中血脉、中腑、中脏三层，即本于《金匮》在经在
络、入腑入脏一节，以病情之轻重，而认为受病之浅
深，固是吾国医学家理想之能事，近今名医，无不宗
之，以为辨证立方之根据，究竟似是实非。所以成方
均不甚妥帖，且对证用药亦必百无一效。今则气血并
走于上之理，既已证明，则西医血冲脑经之说，更得
确据，而潜阳镇逆之法，又皆切中病情，屡经实验，
则中经、中脉、中腑、中脏数条，固已大辂椎轮，不
复适用，当然退处于淘汰之列。颐谓而今而后，皆当
以气血上菀，冲激脑经之说，正其名称，而定其证治，
凡中络、中经、中腑、中脏之说，不能并存，亦且无
庸更论矣。〔批〕须将二千年旧习，荡涤无余，真是医学中革故鼎新
一大作家。

伯龙又曰：《素问》所论中风，皆指外邪而言，
故汉唐风药，皆主散邪。而其论病，并无神魂昏愦、
直视僵仆、口眼㖞斜、牙关紧闭、语言謇涩、失音烦
乱、摇头垂涎、痰壅曳锯、半身不遂、瘫痪软弱、筋
骨拘挛、抽搐瘛疭、汗出遗溺等症，可知此种见症，
皆非外来之风，总由内伤，气血俱虚，水衰火炽而发。
惟《素问·脉解篇》谓内夺而厥，则为喑俳①，此肾

---

① 喑俳：病证名，即喑痱。出《素问·脉解》。

虚也。少阴不至者，厥也。此则明谓其精气之内夺。喑，即声不能出，言语謇涩也。俳，即肢体偏废，半身不遂也。此河间地黄饮子及喻氏资寿解语汤二方之所由来也。

寿颐按："夺"字，即今之"脱"字。许叔重《说文》"夺"字说解曰：手持佳失之。是今所谓"脱失"之"脱"，非强取之"夺"字。惟《说文》夺失之本义，今本诸书已极少见，独《素问》尚作此解，乃古义古字之仅存者。盖六经古字，尽为唐人所改，古形古义，多已无存，独《素问》为技术之书，谈经学者，从不顾问，而此"夺失"之"夺"字，犹存告朔之饩羊，最可宝贵。〔批〕又是小学之精警语。

颐谓《素问》中之古字颇多，甚有六经及诸子百家所从未一见者，如"青如草兹"之"兹"，从二玄，其义为黑；"肠辟"之"辟"无水旁，其义为积，皆最古之正字正义，而诸书中已不复见，则皆为传写者改尽。惟《素问》犹偶一见之，而古今各家，竟无一人能知此义，则小学固非唐以后人所尽通，而谈医之人，尤鲜通小学者矣。说详拙著《读素问随笔》。若《脉解篇》之所谓内夺而厥，则为喑俳，少阴不至为厥，是指肾气式微，不能上行，以致失音痿废之病，即房劳过度，百脉废弛，无气以动，喑不能声，乃肾气下脱。而《素问》亦名之为厥，与大厥、薄厥、煎厥之阳盛于上者，其病情大不相侔。盖厥之为义，逆也，不顺也。故寒亦谓之厥，热亦谓之厥。在《素问》一书，厥之为病，其状多端，本非专为一种之病名，万不能以少阴不至之厥，误认与大厥、薄厥之厥同为一类。河间之地黄饮子是专为内夺而厥，则为喑俳，及少阴不至之厥立方，故以桂附回阳，萸戟温养，麦味敛阴，其意极为周密。菖蒲、远志，则为浊阴上泛、痰塞喘促者开泄之法，果是肾脏阴阳俱脱于下，其方自有神效。徐洄溪①《医案》治沈又高续娶少艾，忽患气喘厥逆、语涩神昏、手足不举，授以是方而愈。然洄溪且谓所见类中而宜于温补者，止此一人。〔批〕说明少阴不至之厥，与大厥、薄厥之厥，绝然不同，则地黄饮子自不能误治大厥之病。然古今之读《素问》者，皆不能知二者之同名异病也。似此心地分明，都是从古未知之秘，发明到此，直是娲皇炼石补天手段。可见病情之巧合于地黄饮子者，极为难得，而昏厥喑俳、痰壅喘急之由于气升火升者，则其病最多，误用桂附地黄，为害又当何若？〔批〕《王孟英案》中有地黄饮子治验，可与洄溪老人后先媲美，而叶氏《指南》中风门、脱证门，模仿地黄饮子诸条，殊似未尽妥当。而喻嘉言之资寿解语汤方，则其意仍以为外风入脏，所以羌活、防风尚是古人专治外风套药，且桂附与羚角并列，于意云何，最不可解。

———

① 徐洄溪：即徐大椿（1693—1771），清代著名医学家。原名大业，字灵胎，晚号洄溪道人。吴江（今属江苏）人。著《医学源流论》2卷、《伤寒类方》、《医贯砭》2卷、《慎疾刍言》、《兰台轨范》8卷、《难经注释》2卷、《神农本草经百种录》等。《洄溪医案》为其门人金复村所传，1855年由王士雄编注梓行。

盖亦模仿唐人诸续命汤而为之，其实万万无此对药之病。方下以为中风脾缓，舌强不语，亦是向壁虚构，自谓尽理想之能事，而不知天下无此病情。然似此海市蜃楼，最易淆惑后学，实是吾国医学中之黑暗境界。惟喻氏于此方之后，谓肾虚舌不能言者，以此方去羌、防，加熟地、首乌、杞子、甘菊、麻仁、天冬，治之获效云云，则即是肾气下脱之证，所以桂、附、熟地、首乌、杞子，恰合分寸。然岂不与原方之治风入脾脏云云大相刺谬？须知嘉言定此加减之法，亦是模仿河间地黄饮子之意。然杂入羚角，又与下脱之虚证不合，且不用远志、菖蒲，则浊痰上泛喘促者，又将何以治之？尚是模仿河间而失其神髓，固不若地黄饮子之自有一种病情可以得效也。盖嘉言于此证之内因外因，为虚为实，全未了了，不过以意逆之，自以为是，其实大是隔膜，殊不适用。〔批〕谓嘉言于中风一门，竟未知其内因外因，孰虚孰实，是他人所不敢言，而亦必不能言者，然岂独嘉言一人在暗中摸索耶？

　　寿颐尝谓嘉言之书，笔锋锐利，言之足以成理，令人不能窥见其隐，是其生平之所长，可以先声夺人，实则多是理想，殊少实验。盖此公是前明遗老，初非医学专家，鼎革之后，遁迹于医，又遁迹于禅，有托而逃，品行甚高，本不必以技术中之一席为重。若就医言医，颐终以为强词夺理者太多，必非此道中三折肱之真实学问。嘉言论温病，附会经义，泥煞少阴，近贤陆九芝①谓其有可杀可剐之罪，诚非苛论。然其《医门法律》及《寓意草》，亦可理想之辞，未可尽信。

若《素问》所谓煎厥、薄厥、大厥之证，则是气血上菀，肝阳甚炽，势焰方张，其忽然舌蹇言糊、肢废不用者，正是气火上升，脑神经失其功用之候，正与肾气下脱之无气以动、喑不成声者，一实一虚，极端相反，而谓可用桂、附、萸、戟等温肾阳药，以助其气火之升浮，更可用冬、地腻滞，以增其痰涎之壅塞乎？然古人不知有脑神经之作用，恒有误实为虚，乱投附桂者，其害人亦已不少。而庸流无识，一见音喑肢废，谬谓少阴不至，辄欲以刘氏、喻氏之成方，仓猝误投，助其气火痰浊，一蹶不复，犹谓吾能善读《素问》、善用古方，而病终不治者。则少阴不至，内夺而厥，本是极虚极坏之证，所以桂附回阳，尚是鞭长莫及，虽日杀数人，而终不自知其抱薪救火、焦头烂额之咎，最是黑暗地狱。较之汉唐之惯用续命汤者，说理又精深一层，岂知玄之又玄，仍在五里雾中，痴人说梦。此地黄饮子、资寿解语二方，所以极少对药之病，而浪用之于昏瞀暴仆者，未必皆效，甚则非徒

---

① 陆九芝：即陆懋修（1818—1886），清代医家。字九芝、勉旃，号江左下工，又号林屋山人。元和（今江苏苏州）人。著有《文集》16卷、《伤寒论阳明病释》4卷等，诸书合刊为《世补斋医书》正续集。又撰有《内经音义》《仲景方汇录》等。

无益，而又害之矣。在他人不知有神经之病，其误犹
有可诿。而伯龙氏既发明之，奈何犹有此模糊疑似之
见存于胸臆，则既误少阴不至之厥与大厥、薄厥之厥
同为一类，而复误读立斋、景岳、养葵之书，欲以滋
填补肾治此大厥、薄厥之病，乃遂误认地黄饮子可治
少阴不至之厥者，亦可治此大厥、薄厥之厥，而竟不
悟其一是肾阴下脱，一是浮阳上冒，病情既若天渊，
下脱者自宜温补滋填，上冒者惟有潜降镇摄，治法亦
如霄壤。则伯龙于此，尚未分析清楚，所以语气含糊，
实是不可为训。须知血冲脑经之病，不可误用地黄饮
子等方。颐不敢不申一说，以为后学正告，且冀为伯
龙补过者也。〔批〕反复申明地黄饮子之不可误治肝阳上逆之厥，岂
独伯龙之功臣，直是河间之益友，而天下后世，病家之隐受其患者，更
不知凡几也。

又读《调经论》之"气血并走于上，则为大厥"
一节，然后知今之所谓中风，即《素问》之所谓大
厥。景岳谓之非风，盖由阅历而来，可谓卓识。其论
甚详，大旨谓非风一证，多见猝倒不省人事，皆内伤
积损颓败而然，原非外感所致，古今相传，皆谓中风，
则误甚云云。余谓此说甚是，惟所谓内伤颓败，未能
指实。余以阅历验之，不外河间水不制火，及立斋、
养葵真水枯竭之论，故一概主以养水、息风镇逆之法，
治效甚多。

寿颐按：*内风病之论及肾水不足，真阴不能涵阳，*

是探本穷源之义，固不可谓其大误。然病发之时，断非补阴药之可以疗治。河间谓水不制火，心火暴盛，明明注重于火之盛，其治法与伯龙氏发明之清肝息风同是一理。然自薛立斋、赵养葵辈，借用刘河间"水不制火"四字之意，一变而为真水枯竭，乃注重于水之虚。虽似同一论调，实已大变其旨，无非为六味地黄预为地步。至景岳而又有真水竭、真火衰及内伤颓败之泛词，皆以肾虚作内风暴动之门面语，一似欲治此病，非大剂补肾不可者，于是六味、八味、左归、右归，听其随笔乱写，无不如志。既授庸医以简易之法门，而于痰涎上壅之时，直是落井下石手段。滋补黏腻，惨于鸩毒，夫岂河间发明水不制火者所及料？此则立斋、景岳之庸，养葵之陋，最是国医之魔障，万万不可为治病之准绳。不谓伯龙高明，亦承其弊，尚以"养水"二字，与息风镇逆相提并论，有生熟二地滋阴之谬见，牢结胸中而不可解，此实薛氏、张氏有以误之，而赵养葵之祸水，害人亦不浅也。

景岳又言，凡非风证，古人书中皆谓气体虚弱，营卫失调，真气耗散，腠理空疏，邪气乘虚而入，此言感邪之由。然有邪无邪，不可不辨。有邪者，即伤寒痿痹之属；无邪者，即正气颓败之属。有邪者，或寒热走注，或肿痛偏枯；无邪者，本无痛苦寒热，而肢节忽废，精神言语，倏忽变常。有邪者，病在于经，即风寒湿三气之外侵；无邪者，病发于脏，所以眩晕猝倒、昏愦无知。有邪者，邪乘虚入，故宜于扶正之中佐以通经治邪之品；无邪者，救本不暇，岂可再用疏散以耗正气乎！〔批〕此等议论最是肤庸！一部《景岳全书》，皆可作如是观。

寿颐按：伯龙此条，本于景岳"非风"之篇，所叙神魂昏愦、直视僵仆、口眼㖞斜、牙关紧闭等十三句，五十二字，在《素问》中风诸条，确无此等见症，是皆内动之风，毫无疑义。（其实皆血冲脑经之病，并非肝风内动所能致此。）但景岳谓汉唐方药，其论症中亦无此等，则殊不尽然。《千金》《外台》所载中风门诸方，其主治条下，羼杂似此诸症甚多，古籍俱存，斑斑可考，不能以一人之手，掩盖天下耳目，使人不一翻阅古书也。惟古人用药，则皆泄散外风，以及温升燥烈，此汉唐之世，本无内风、外风之分，所以后人眼目，尽为之眩。而中风一门，方论虽多，竟无潜镇泄降一法，专以安定内动之风阳者，诚是古人之缺典。至景岳而能知其非是外来之风，开门见山，一语破的，固是铁中铮铮，庸中皎皎。独惜其所论非风之证治一篇，止知表里皆虚，当以培补元气为主，无非为人参、熟地开辟销路，昔人谓其庸医之尤，亦非苛论。其亦知肝阳上僭，浊痰沸腾，黏腻阴柔诸物，如油入面，何能起病？则其说虽是，而其治实乖，利未见而害必随之，亦与古方燥烈之杀人，同归不治。〔批〕景岳此论，终是瑕瑜互见。今者伯龙氏既创此镇肝潜阳一法，破除二千年锢蔽旧习，已为此道大放光明。犹惜其开宗明义第一章，即用生熟二地，则于痰涎壅塞一层，不无流弊，此即为《景岳全书》所误。观其此节以内伤颓败、真水枯竭等句郑重言之，所以"养水"二字，遂列为入手第一要诀。究之治肝之标、培肾之本，不当双管齐下，清浊不分。不独立斋、景岳之腻补，不能奉为开手之南针，即河间之地黄饮子、西昌之资寿解语，亦必非通用之良法。颐谓既能悟彻气血并走于上之真旨，则凡古人不切实用之成方，皆当摒除净绝，一扫而空，免得反以荧惑后人，疑误学者。〔批〕不如此，则不能斩除荆棘，独辟康庄。

盖其所新发明者，本是前无古人，又何必依傍前贤，寄人篱下，援引他家之门楣，以求增辉吾蓬荜耶！伯龙于此，似尚有借重薛、赵、景岳之意，殊可不必。其末段引张氏有邪无邪之辨，虽似清切有味，然其意仍归重于"真气颓败，救本不暇"八字，不脱温补、腻补之陋，试问与血冲脑经之旨何涉？颐谓可一言以蔽之曰：外感之风，其病以渐；内动之风，其病以暴。固不必堆砌此浪费笔墨之浮辞，徒惹人厌。而伯龙氏必援引及之者，则其胸中固犹有滋阴一说在也。究竟肝阳上冒，气火升浮，虽非外邪，而来势汹涌，固急则治标之不暇，又何可迁远图之，谝谝然自以为是曰：吾将以滋水养阴为培本之计？窃恐黏腻填塞，其气之不返而死者必多矣。

伯龙又曰：类中之证，平居饮食言动如常，忽然倾仆不省人事，有逾时而即醒者，有阅数时而渐省者，有一蹶不复，越二三日而绝者，有不及一日半日而绝者。如曰外来之风，则必由轻而重，何以一发即至昏仆？如曰风邪暴烈，猝然入脏，则昏仆者必百无一生，何以亦有能醒者？则以其为内风自动之病也。内风自动，何以忽发忽愈，则以其肾水不能养肝，木动生风，激痰上扰，是以动而升则昏仆，静而降则清醒耳。于《素问》所谓气血并走于上之大厥，于西医所谓血冲脑气筋，信而有征。盖肝风内动，气血上冲于脑，扰其后脑，则昏不知人；扰其前脑，在一边则为半身不遂、口眼㖞斜，在两边则为全身瘫痪。此时惟有镇摄其肝，使不妄动，则上升之血亦降，并滋其肾，则木得水涵，可不再动。

寿颐按：既宗《素问》气血并走于上立说，则西人血冲脑经之理，固已明白晓畅。其所以有能自愈自醒者，即《素问》所谓气返则生之说。质而言之，气血上冲，其气火不能自降，则大厥不复，轻者乍升乍降，则厥而能醒。说到肝阳，已是探源之论，更不必再论到肾水不能涵肝一层，反致愈推愈远，不能切合题面。乃伯龙必以"木旺水衰"四字，扭作一团，纠结不解，遂以镇肝、滋肾两法，并为一气，清浊不分，终是贤者之过。颐谓气血并上之时，镇摄肝阳，使不妄动，则气火俱潜，而上升之血自降，最是治此证者无等等咒。然必须合之开泄涤痰，乃为无投不利。至于滋肾一法，则为培本之计，是善后之良图，使已降之气火不再萌动。理虽相因，法不并用，必须分作两路，层累而进，庶无遗害。若伯龙之双管齐下，流弊滋多，学者不可不察。

即有口眼㖞斜、半身不遂等症，亦可渐愈。若误治迁延，则上升之血凝滞不降，因而脑经窒塞，即成偏枯瘫痪等症，而其重者，皆不可救矣。故治此证而误认外邪，妄用风药升散，或误信气虚之说，而妄用参、芪、术、桂，〔批〕参、术尚能增其壅塞，则二地、阿胶又当如何？其上升之血，无不窒滞不降。且肝风得燥烈之品，适以助其煽铄；气火得补益之力，反以增其壅塞。

寿颐按：滋肾腻补，何独不然。

则轻证变重，迁延成废，而重证遂速其毙，甚可伤也。

寿颐按：伯龙此节，是承上文而申言之，未尝别有发明，然其言亦多精当，故并录之，以口眼㖞斜、半身不遂之症，而用药惟主镇肝息风。若言中医理法，殊觉迂远不切，惟《素问》气血并上之厥，实与西人血冲脑之说，互为发明，则㖞斜不遂，无一非脑神经之病。镇潜肝火而收摄其上僭之势，使气血不升，则脑神经之功用，自然立见恢复，而宣络行气、通经活血诸旧法，皆属皮相，而不能切中肯綮。所以古人成方，分证论治，非不言之成理，制之有法，而引用古方，竟无一效者，其弊亦正在此。今以镇逆摄纳为口眼肢节病之治法，虽似距离太远，而神经得所，覆杯成功。此非神而明之、别有会心者，万不能悟彻此中真理，岂庸耳俗目、拘牵旧说、墨守古书之流所能梦见？寿颐循此法守，获效已多，然亦非病起之初，开手合度者不可。〔批〕至理明言，皆从古未发明之精义，读者不可不熟玩而深思之。伯龙谓误治迁延，上升之血滞凝不降，脑经窒塞，轻者即是偏枯瘫废，不能复起，而重者则气血坌涌，一厥不返，尤为不磨之论。此是治医学者，从古未能发明之奥义，后有学者，皆当虔爇心香，敬祝南丰之一瓣者也。

伯龙又曰：偏枯一症，昔人谓右属气虚，左属血虚。喻西昌则谓左右者，阴阳之道路，岂可偏执？从阴引阳，从阳引阴，从左引右，从右引左，其理甚明，可称卓识。〔批〕左气右血本是浮词，然嘉言虽能辟之，而引阴引阳仍是空话，今能证之以脑神经之作用，则凡古人理想之辞，自当淘汰净尽。

寿颐按：昔人偏枯不遂，在右属气，在左属血之说，本是无聊之极思，妄作聪明，武断乡曲，直是医界中最卑劣、最谫陋之思想，初不值识者一笑，而俗人以为此是金元大家所发明，往往笔端援引，自命宏通，一盲群盲。寿颐见之，辄作三日恶。嘉言以左右阴阳气血贯注之理析之，未尝不名正言顺，此是喻氏之聪慧胜人处。但所论治法，仍是从阴引阳，从阳引阴，一片空话，毫无实用。今有脑神经之说，从根本决断，则此种旧说，亦不必谈矣。

余按：《通评虚实论》曰，凡病消瘅，仆击偏枯，痿厥气满发逆，肥贵人则膏粱之疾也。此是明言肥甘为病，包藏痰饮湿热、阴虚阳虚等候，〔批〕既知包藏痰饮湿热，则自当兼用化痰清热，而腻滞之味，胡可遽投？并未尝中于风邪。盖膏粱之变，嗜欲之伤，脾肾已亏，肝木暗肆，痰湿内蕴，风从之生。刘、李、丹溪及立斋、养葵、景岳诸家，皆从此悟入，所谓治病贵求其本，而偏枯猝仆，固皆以虚为本也。

寿颐按：《素问》谓仆击偏枯，肥贵人为膏粱之疾，则痰湿壅塞，皆在不言之中，固未尝以为中风也。然因湿痰而生内热，因热而动内风。痰也，热也，皆是实证。河间主火，丹溪主痰，皆从痰热壅塞实证一边着想，均是切近病情。而东垣乃以笼统泛浮之气虚二字立说，舍见症之痰热壅塞于不问，乃茫茫渺渺，溯其无形之虚，全是空话。至薛、赵、景岳一流，果然拿定虚字，皆用滋补以治实痰实热，其谬何如！〔批〕孰虚孰实，分得如是清楚，则河间、丹溪与东垣、薛、赵、景岳之优劣自明。不意伯龙既知是病之血菀于上，血气并走于上，而犹误信薛、赵、景岳之谬，最不可解。

缪仲淳亦宗阴虚内热主治，谓阴衰火炽，煎熬津液，成痰壅塞，气道不通，热极生风，猝然僵仆，即内虚暗风也。治法初用清热顺气开痰，〔批〕清热顺气开痰，是古人治法之最精者。次则培本，或养阴，或补阳，以二地、二冬、菊花、杞子、胡麻、桑叶、首乌、柏仁、蒺藜、花粉、参、芪、归、芍、鹿茸、虎骨、霞天膏、竹沥、桑沥、人乳、童便等，出入互调，自成机杼。

寿颐按：仲淳以此类滋补药味，为第二步培本之法，则必在既用清热、顺气、开痰之后，其热已清，其气已顺，其痰已开，神志清明，血不上菀，狂飚已息，波澜不兴，而后培植根基，滋养阴液，是为正法，而无流弊。然细绎所述诸味，犹有竹沥、桑沥、童便等开痰泄降之药，则其时所治之证情，犹可想见其痰热未尽，而其第一层"清热、顺气、开痰"六字之中，必不容有二冬、二地等滋黏腻滞之质羼杂其间，以缓其清泄开痰之力，此仲淳之见，自有分量，贤于薛、赵、景岳远矣。而伯龙竟以二地、阿胶作为入手要药，则中薛、赵辈之毒也。〔批〕据仲淳用竹沥、童便于第二步培本之时，知此时尚须开痰泄降之药，则第一步清热、开痰、顺气法中，必不容入二冬、二地等腻滞药味，已在不言之中。读古人书，能于无字中寻得其意，方有味外之味。

至叶氏《指南》中风一门，大率宗此。又《名医类案》有虚风一门，《指南》有肝风一门，皆不外内虚暗风之旨也。

寿颐按：此节以虚字为主，乃推本穷源之论。风阳内动，由于阴虚木旺，本无可疑，但病本是虚，而病标则实，气火皆浮，血菀于上，入手治法，必不能兼顾其虚，则断不当兼滋其阴。《素问》所谓肥贵人膏粱之疾，固指富贵家声色酒醴，戕贼真元，肥甘痰浊，窒塞清窍。颐谓阴虚之人，脾运不健，正多痰湿满中，虽非富贵，而已无一非膏粱之疾，则内风上煽之变，正其浊痰逆涌之机，纵明知其病本在虚，而凡属补虚之药，岂气逆痰塞者所能任受？伯龙乃用二地于猝仆之初，岂非大误？此节偏恋恋于立斋、养葵、景岳诸家，则其未达一间之原因，其误亦正在此。嗟乎！立斋喜用六味地黄，自谓泛应辄当，而养葵《医贯》、景岳《全书》导其流而扬其波，几如洪水之泛滥于医界，庸夫俗子，无不喜其简便易行，且能迎合富贵家之嗜好，而此道之黑暗，遂致不可复问。〔批〕以六味地黄为迎合富贵家嗜好，虽语近于刻，其实确有此理。此洄溪老人所以谓立斋为庸医之尤也。而养葵之《医贯》，更不足道矣。伯龙贤者，尚复堕其术中而不悟，则俗学误人，真是不浅。其引缪氏以清热、顺气、开痰与培本之法，分作两层，则无此弊矣。至叶氏治案之中风、肝风二门，多清热开痰之正治，且有时亦知潜阳之法，固较薛、赵、景岳为优，但不能无滋腻之弊，又时时喜用河间之地黄饮子，杜撰"浊药清投"四字，自谓不碍痰塞，须知药既浊矣，何故而能清投？邪说欺人，最是魔道。究竟河间是方，非气升痰壅者所可妄用。洄溪案中沈又高一条，颇堪细玩。叶用是方，仍是浑仑吞枣，皆犯黏腻之禁。惟徐洄溪批《指南》，谓眩晕用清火养肝，固为正治，但阳气上升，至于身体不能自主，此非浮火之比，古人必用金石镇坠之品。〔批〕洄溪独提"金石镇坠"四字，最是此证之无等等咒，非熟于《千金》《外台》者，不能知此秘奥。其说与血冲脑经宜用镇摄者，暗暗符合，此洄溪之高人一等处也。

第十一节　论张伯龙之所谓阳虚类中

伯龙又曰：北人类中多阳虚证，南人类中多阴虚证。阴虚之证治，已详言之，而阳虚类中之治法，宜遵东垣之补中益气及六君等为主，而顺气开痰佐之。〔批〕"顺气开痰"四字，是治气火上升者必不可缓之要诀，伯龙论中，仅仅于此节一见，终嫌漏略。前人治法颇详，兹不复赘。昌邑黄坤载①主以水寒土湿、木郁生风。左半偏枯者，主桂枝乌苓汤；右半偏枯者，主黄芪姜苓汤。余曾治北方数人，初病即进此方，嗣以补中益气收功。大忌风药，而参必用真人参方效，高丽参、党参皆无济。

寿颐按：内风之动，皆由于肝木之旺，木火生风，是其常态，此固伯龙之所谓阴虚类中也。若阳虚而亦为类中，其道何由，殊难索解。盖阳气既虚，是为虚寒之候。既属虚寒，则内风又何自而生？若曰真阳式

---

① 黄坤载：即黄元御，清代医家。一名玉路，号研农，别号玉楸子。山东昌邑人。著有《四圣悬枢》5卷、《四圣心源》10卷、《玉楸药解》8卷、《素灵微蕴》4卷、《伤寒悬解》14卷、《伤寒说意》10卷、《金匮悬解》22卷、《长沙药解》4卷，乾隆年间（1736—1795）合刊为《黄氏医书八种》。其阐释经典医著，颇有心得。

微，而猝为外来之寒风所乘，则仍是汉唐之所谓中风。古人散邪温中之方甚多，正为此证而设。然在伯龙之意，则固以彼为真中风也。且谓阳虚类中之治法，宜用补中益气及六君为主，以顺气开痰为佐，则其证必非外来之风，而犹是内动之风。但风从内动，固无一非气血并走于上之证，是为阳盛上僭。若曰阳虚下陷，而亦动内风，则其理安在？岂不与气血上菀之原理大相刺谬？〔批〕伯龙此节，别开一局，与血冲脑经本旨大相刺谬，本不可解，似此层层辨难，说理俱极圆到。以子之矛，陷子之盾，而其说必不可通。此寿颐之再四推敲，而终不能悟到类中之病，何以而有需于东垣补中益气之法，并不能悟到补中益气之方，何故而能治类中之病者也。且即以伯龙之言绎之，既曰以补中益气为主，则必是清阳下陷之证，所以宜于参、芪、升、柴之升清。而又曰以顺气开痰佐之，则又明是气升痰升之候，所以气宜顺而痰宜开，既欲其升，又欲其降，一主一佐，南其辕而北其辙，更是可骇。上下二千年，何得有如此之病理医理？况乎内风暴动，多有气急上奔，痰涎壅塞者，"顺气开痰"四字，固是治类中者必不可少之要义，乃伯龙于上文阴虚类中之证治，反复辨论，推阐极详，而独无降气化痰一着，颐已视为缺典，再三纠正，不惮辞烦，至此条而补出此法，洵是要诀，何乃反与升提之药并辔而驰？古人之混沌汤，当不若是，而乃谓古人治法颇详，则不知其所指者，果是何法？

若谓是汉唐续命之法，则古人为外风而设，伯龙早知其非内风类中之治。若谓是东垣所论气虚之法，则伯龙又知参、芪、术之不可误用。若谓是王清任黄芪四两之法，则本从"气虚"两字，附会杜撰，岂足为法？而又引昌邑黄氏，以水寒土湿、木郁生风立说，则黄氏一生，绝大学问，无病不用温燥，"水寒土湿"四字，在黄氏书中，不啻千百，乌、附、姜、辛之药，固坤载所俯拾即是者，所谓扶阳抑阴云云，直是独一无二之奇癖，不复可以医理相诘责者，此公之言，何可为据！且伯龙于上节，能知古人论偏枯一症，分右气左血之非，而于此又用坤载左右分治之说，出尔反尔，更是可疑。乃谓曾治北方数人，初病即进此方，而以补中益气收功。今阅《雪雅堂医案》两卷，又未见有此方案，真是空谈欺人，愚不敢信。或谓脾肾极虚而动内风之证，固亦有之，则土败水竭，脏气欲绝，肝失所生之母，木无附丽之土，亦必猝然暴动，震掉牵掣，不旋踵而痉厥随之，此为绝证之肝风，一蹶而多不可救者。如小儿久泻之有慢脾风，及久病易箦时每有抽搐震掉之变，则决非一派温燥及补中益气一方所能希冀于百一者，其非伯龙意中之所谓阳虚类中又可知。此外又有真阴告匮，而龙雷之浮焰飞越上升，亦令神志昏迷、手痉头摇、筋瘈目反，而即有面青脉伏、汗冷肢清、痰声曳锯之脱证者，此如电光石火，一闪即灭，亦可谓之阳虚类中，法宜恋阴固脱，合之潜降大队，甚者又必参、附大剂，庶可挽救百中一二。此如上文颐之所谓恋阴回阳、潜镇降逆之治，确是阳虚类中之一法，而亦非伯龙所谓补中益气之证。总之见证治证，为阴为阳，宜升宜降，必当随病论治，自有一定不易之权衡，必不能以其北人南人而先设成见。伯龙必以南多阴虚，北多阳虚立论，已觉胶柱鼓瑟，似非通人之议。〔批〕胶执南北以论病情，终是刻舟求剑之故智。要知西学之所谓血冲脑者，本是全球皆有之病，非专为吾南人而言。而又谓阳虚之治，必用真人参，若高丽参、党参，则皆无济。颐谓高丽参禀东方阳气，其性微温；辽参禀北方阴气，其性微寒。《本草经》与《名医别录》，人参气味，有微寒、微温之不同者，即是辽参、高丽参之别。（人参气味，或寒或温，古今说解，殆如聚讼，颐如此分说，虽是创论，然实有至理，并非强作解事，姑为骑墙之说，以代两造解纷。说详拙编《本草正义》。）若治阴虚有火，固以辽参为宜；若治阳虚有寒，当以丽参为合。何以伯龙于阳虚之病反谓丽参无济？此皆颐之所不敢附和同声者，不容不辨。盖此节理论，与上文发明血冲脑经之病，全不可通，且大是枘凿不入。既知是病之由于气血上菀，则此节必无印合之理由，不知伯龙氏何见而发此反常之论，真不可解。

第十二节　论今人竟以昏瞀猝仆为脑病之不妥

迩来西医学说，日以洋溢，内风昏瞀之病，属于

脑经，已无疑义。即素习中医而兼有新智慧者，亦莫
不以西学家脑病之说为是。然须知此病发现之时，脑
是受病之部位，而非酿病之本源。病源惟何？则肝阳
不靖，木盛生风，激其气血，上冲犯脑，而震扰脑之
神经耳。故谓是病为血冲脑经则可，而直以是病为脑
病则不可。近人醉心欧化，喜用新学名词，径称此病
为脑病者，实繁有徒。〔批〕分出受病之部、酿病之源二层，则
可知此是脑受激刺之病，尚非脑之自病，所以犹可治愈。则译书之名为
血冲脑经，颇能说出病之来源。而近人径称之为脑失血、脑溢血及脑血
管破裂者，已失病理之真矣。壬子年商务书馆之《东方杂志》
第九卷第八册，有袁桂生君《医学正名议》一篇。
〔批〕袁君名焯，江都人。谓医学名词当合训诂之理，又谓
中医书之病名，其不合于今日之学理者，亦当改易，
意在统一医界之知识。所见甚大，颐极佩之。惟袁谓
中风当易作脑病，又谓叶天士书中有肝阳、肝风等名，
皆由当时不知有脑经之理，误认脑病为肝病云云。其
说极新，治西学家见之，当无不引为知己。然试思是
病所以发生之缘由，殊觉仅知其为脑病者，仍是知其
然而不能知其所以然，非果能贯彻此病之真情者也。
盖当昏瞀猝仆之时，其病在脑，固是确而有据，然其
所以致此昏瞀而猝仆者，非其脑经之本有是病也。伯
龙氏所谓木火内动，肝风上扬，以致气血并走于上，
冲激其前后脑经者，最是至理名言，不可复易。所以
潜阳镇摄、平肝息风之法，专治其气火之上升而具有

捷效，则此病之来源去委，信而有征，固不得厌故喜新，竟谓前人认作肝病之误。〔批〕此病惟治肝始能有效，而犹有以旧说肝病为误认者，得毋颠倒黑白？盖脑病是标，肝病是本。西国学者止知脑病，所以治此亦鲜捷效。且诸风掉眩，皆属于肝，及厥阴风木发为掉眩巅疾、目瞑耳聋诸说，皆出《素问》。则肝阳、肝风之为病，虽《素问》尚未直书是名，而自古以来，有此病情病理，固久为通国医家所公认。前人书中，亦甚多此等名称，又何得一概抹煞，强诬叶氏之误。〔批〕引据经文，更是确证，则袁氏此说，一似全未知中医理法者，终是醉心欧化之误。寿颐前谓近人译书，直称此病为脑失血、脑溢血及脑血管破裂者，皆仅据解剖家发现之脑中死血而言，不若旧译"血冲脑经"四字，尚能说出发病之渊源。若更以泛泛不切之"脑病"二字，认为真脏已得，而不复顾及肝火生风，上冲激脑之理，则尤令后学昧于病情。是欲正其名，而适使名之不正，甚非袁君正名之本旨。抑且人之脑髓，最为贵重，不容有病，病则必无易治之理。此血冲脑经之病，幸是气血上升，激动为患，尚是波及之病，而非脑之自病，所以速治尚能有效，以其乍受震动，犹未大损，苟得气火一平，即可恢复旧状。而迁延失治，则神经功用，必难如常，所以日久之瘫痪偏枯、神志迷惘者，皆无复起之望，岂非脑经既伤，必不可治之明证？今乃欲定其名曰脑病，而竟废弃旧时肝火、肝风之说，将使后之学者，不复知有气火之上升，势必并此一线可治之生机而置之不问，则必致患此病者百无一愈，宁不可痛？颐谓但能以新学说之"血冲脑经"四字，参合观之，而病机更明了。若果离乎中医旧学，则血何因而上冲，脑何因而致病，治彼之学者，既未闻其有切实之发明，又未闻其有简捷之治验，则何如守吾故步，尚有实效之为愈乎！盖处此新旧竞争时代，固当采取新学说之实在发明，借以辅吾旧学之不逮；必不能徒骛名词之新颖，而竟以鄙夷旧学之精神。〔批〕一再申明，此非脑之本有是病，所以可治。则新学家仅知为"脑病"二字者，宁非大误？更说到不用中医肝阳、肝风之说，则血之何以而上冲，脑之何以而致病？治新学者且不能明其理由，则今日之有此发明，赖有古人之"肝阳、肝风"四字。奈何是非倒置，清浊混淆，至于斯极。近来欧风东渐，少年气盛者往往粗得新学皮毛，而即鄙弃国粹，视为无用者，读此当知自反。虽中医之中风、类中等名，以训诂之学理言之，诚有未尽稳惬者。然内风之动，病本于肝，则悬之国门，必不能增损一字。肝阳肝风，确凿不移，何尝有误？不意袁君竟欲以脑病易之，亦徒见其新奇可喜，而不暇为此病细心揣摩，求其原理，则未免舍其田而芸人之田，不过为新学说树一标帜，究竟于病情治疗，非徒无益，抑且弊不可言。寿颐不敏，窃愿为吾党正告之。

第十三节　论时病杂病亦最多气血冲脑之证

气血上冲，激动脑神经，而为谵妄昏迷、瘈疭抽

搐，不仅猝然暴病之类中为然也。时病之阳明热盛，
或为昏愦谵言、痉厥尸寝，或为踰垣上屋、骂詈笑啼，
在叶氏谓之逆传心包，止有凉润甘寒，大铸六州之错。
至近贤陆九芝封翁，乃推阐仲师旧论，注重阳明，而
归功于白虎、承气，生死肉骨，厥功甚伟。〔批〕触类旁
通，此等见症，随在多有，古今人皆未知是脑神经病，一朝揭破，益人
智慧不少，当为普天下病家距跃三百。陆谓胃热神昏，治验彰
彰，诚无疑义，但《世补斋》文说明胃热而致神昏之
理，似尚犹未尽透彻。颐窃谓痰热窒塞，地道不通，
有升无降，是亦经文之所谓气上不下，为厥巅疾，实
即气血冲脑之证。苟得大便畅行，痰热开泄，气火即
随之而下降，所以神识即能恢复，瘛疭亦能安定，又
是气返则生之明证。此以中下实热蕴结，致令气血上
升，虽与阴不涵阳、上实下虚之猝为昏瞀者证情不同，
而同为气火之上冲，则彼此若合符节。又有热甚伤阴，
津液告匮，以致虚阳上浮，激动神经者，亦有痉厥昏
愦之变，则脉必无神，色亦不泽，舌必光红殷紫，此
则宜于甘寒凉润，以救津液者，与承气证相去天渊。
而浅者不知，一见昏迷，不问脉症，不辨舌苔，止知
增液清宫，苟是阳明实证，适以助其窒塞，败不旋踵。
此皆叶氏、吴氏三焦分条，以心热居先之贻祸也。若
夫杂病变迁，俱有昏迷谵妄、瘛疭痉厥等症，则亦无
非痰壅火升及实热窒塞，或津液耗伤之三层，见症同
而渊源绝不相同。斯辨证处方，大有泾渭之判。由此

可知，气血上菀，其证甚多，而二千年来，谈医之士，皆所未知。今者伯龙倡之于前，颐为之引申于后，虽临证之时，用药各有攸当，必不可执一不通，而其病理，莫不同符合辙。窃愿好学深思之士，于此类似之证，一一细研究之。

第十四节　论阴寒之气上冲　亦能激动脑神经而失知觉、运动　发为昏厥、暴仆、痉直、瘛疭等症

血菀于上，使人薄厥，胥有阳焰之上升。以古证今，一以贯之，毫无疑义。即在阴虚液耗之时，亦是孤阳无依，陡然飞越，此皆西学家之所谓血冲脑也。然又有一种昏厥之证，面色唇舌，猝然淡白如纸，病者止知眼光昏黯，或觉唇舌微麻，肢体无力，而即倾仆无知，其脉或细或伏，四末亦必清冷，轻者少时自醒，甚者亦为痉直瘛疭。此其脉症，纯是阳虚见象，断不能与阳焰上升、迫血入脑者一例论治。惟其陡然昏愦，知觉、运动顷刻皆泯，苟非脑经为病，何以迅速至此？西医之学，谓是脑中无血之故，名之曰脑贫血，其治法则用兴奋提神之剂，如白①兰地酒之类，所以振动其血液，提挈其气机，厥可回而脉可复。且

----

① 白：原作"勃"，据文义改。

谓是证与血冲脑者，一升一降，两相对峙，必不可误作一例论治。然其昏愦谵迷、痉厥抽搐之脑神经症，则固彼此一辙。颐初不解，其既无阳升，何故而亦能冲激及脑之理。寻绎西医命名之义，盖谓血液循行，不达于脑，所以陡然无觉。苟其人而脉伏不出，则血之不行，未为不确。然亦是全体之不行，岂仅仅脑之一部？且亦有脉不伏而痉厥者，又将何说以处之？岂果有脉行不停，而独不上于头脑之理？以此知脑贫血之名称，恐于病情未必确当。颐窃以儿科慢脾风证反复寻思，而知其阴寒之气上冲入脑，激动神经，有以致此也。盖慢脾风之由于脾肾虚寒，脉症病情，皆无疑义。顾其所以痉直戴眼、抽掣瘛疭者，古今说解，多谓寒在太阳，所以发痉，肝风猝动，所以抽掣，不知因寒而竟能动风，已无此病理可说，而比附于太阳寒水之经，仍是想象得之，无可佐证。其实此脑经为病，无非阴寒之气上溢使然，所以温养一投，有如旭日当空，群阴退舍，脑不受激，顷刻复常。此固病理之确有可凭，而治验之凿凿可据者。〔批〕此证现状，颇与血冲脑经不异，惟脉理病由，适得其反，必不可仍谓之气血上攻。乃以慢脾风之虚寒证互为印证，则寒气上冲确乎不易，此又二千年来之医家所不能知而不能言者。如此发明，岂独前无古人？直恐后有来者亦未易寻踪学步。彼西医之治脑贫血者，亦无非温剂以胜阴霾之气耳。伯龙氏之所谓阳虚类中，盖亦指此种证情言之。然温补则可，升提则不可。西医之所谓兴奋剂、提神剂，不过温通流动性质，决不可与中药之升麻、柴胡等量齐观。但似此之神经为病，诚非上文潜镇抑肝之法可以幸中。王孟英谓：凡勘一证，有正面，必有反面。寿颐廿年治验，临证渐多，始悟王氏此说，最是阅历有得。医家能以所见之症，一一与古人旧说细心对勘，则同中之异，大可寻思，颇觉此中自有真趣。即此肝阳上激之脑神经病，而竟有一种冰炭相反之阴寒者，同见一症，如其心粗气浮，奚能悟彻此中至理？然试静心思之，则仍是应有之实在病理，亦不得谓之怪不可识。惟其见症同而理由不同，则临床疗治之时，又岂可胶执成方、牢守板法？后之学者，果能于此大同小异之中，推敲其异苔同岭之旨，则庶乎四千余年之国粹，必有从此而愈阐愈明者，中医二字，又何患乎恒为新学家垢病耶！

第十五节①　论昏愦暴仆之病未发之前必有先兆

内风类中，顷刻变生，或为神志昏糊，或为抽搐瘛疭，或则口喎涎流，支体不遂，或竟陡然僵仆，一蹶不醒。当其未发之先，其人固举动如常，眠食无恙，旁观者方以为仓猝之间，何遽如暴风急雨之骤至。竟尔天昏地暗，日月无光，造乎此极。实则病根潜伏，脏气变化，酝酿者深，乃能一触危机，不可收拾。景

---

① 第十五节：此节内容原无，据 1958 年上海科技卫生出版社本补。

岳所谓内伤颓败，确实是持之有故。特是其人中虚已
久，则必有先机，为之朕兆。或为神志不宁；或为眼
目眩晕；或则头旋震掉，瘛瘲纷纭；或则脑力顿衰，
记忆薄弱；或则虚阳暴露，颊热颧红；或则步履之玄，
足轻头重。种种情形，皆堪逆料，有一于此，俱足为
内风欲煽，将次变动之预兆。特其人不知有此病理，
则亦忽略而莫能措意，驯致忽焉爆裂，则已势焰滔天，
复何易应变而救急，爰备论之以为善养生者告。如在
危机乍露之初，慎为护持，静加调摄，庶乎曲突徙薪
之长策，即是绸缪未雨之良谋，而吾曹治医之俦，尚
得疗治于未病之先，当亦易收事半功倍之效，不较之
临事张皇，费尽心力，而成败付之天命，不敢操必胜
之券者，或犹为彼善于此乎？

卷第二

嘉定张寿颐山雷甫　纂辑

同邑张文彦洛钧甫　评点

上海周鸿铭作人甫

歙县方念祖肇元甫　　参校

受业　黟县汪兴垲景文

松江曹祖培伯蔷　同参校

含山严　格绍徐

内风暴动之脉因证治

第一节　脉因证治总论

自前贤有脉因证治之四纲，而后之谈医者，皆当备此四者以为治疗之准则。脉者，所以考见其气血之盛衰虚实也；因者，所以推溯其病情之根本渊源也；证者，所以昭著其发现之情状；治者，所以昭示其入手之南针。凡读古书以治今病，果能守此理法，具此目光，断不患见地不明，识力无定。而惟此内风暴动一证，则古人所论病因，皆是隔膜。今既能发明《素问》所谓气血上菀之原理，则于因之一字，言之已

详，可不复赘。而其症又变态多端，病者各异。（如或
病喎斜，或病瘫痪，或病麻木，或病刺痛，或失知觉，或失运动，或为
瘛疭抽搐，或为痉厥反张，以及舌短言糊、神昏迷惘诸症，无一非神经
之病。）

　　昔贤论治，犹欲各就见症，分别条目，以求一效，
未尝不绞竭脑力，费尽心思，究竟神经之真理未明，
则根本既差，凡百枝叶，都无是处。后之学者，但能
于发源之地，犀然牛渚，照见本真，则挈领提纲，自
得其要，又何必枝枝节节，游骑无归。寿颐于此，独
无分证论治之条者，虽似立法未详，竟是谈医之创格。
然已覆杯见效，屡经试验之功夫，敢以阅历所得，公
之同好。则证之一字，固事实之所不必细辨，而亦处
方之所不能兼顾者矣。惟是脉之见形，逆顺有别，治
之条目，宜忌须分，爰举所知，试陈其略。〔批〕本书独
无分证辨治之法，不可不补出作者本意。

第二节　脉法总论

　　内风之动，气升火升，以致血逆上涌，冲激脑经，
其脉未有不弦劲、滑大、浮数、浑浊者，甚者且上溢
促击，虚大散乱。盖病本于肝，火浮气越，自有蓬蓬
勃勃、不可遏抑之态。弦而劲者，肝木之横逆也；滑
而大者，气焰之嚣张也；浮数者，阳越不藏，其势自
不能沉着安静；浑浊者，痰阻气机，其形自不能清晰
分明。且也气血奔腾，逆行犯上，脉象应之，而上溢

入鱼，促数搏指，亦固其所。尤其甚者，则脑之神经，既为震动，而脉络周流，失其常度，或为豁大而无神，或且散乱而无定，固已几几于一蹶不振，大气不返之危矣。〔批〕论脉精当，深入显出，绝无模糊隐约之弊，是临证功深，而识得此中神髓者，最是医书中不可多得之笔墨。

寿颐按：诸书之言促脉，皆以为数中一止，其说始见于《伤寒论》之《辨脉篇》，而王叔和《脉经》宗之。后之论者，无不以数脉一止为促，迟脉一止为结。两两对举，已成铁案。独高阳生①之《脉诀》谓：促者，阳也。指下寻之极数，并居寸口为促。杨仁斋②亦谓：贯珠而上，促于寸口，出于鱼际。清乾隆时，日本人丹波廉夫著《脉学辑要》引《素问·平人气象论》寸口脉中手促上击者，肩背痛（《甲乙经》作促上数）。谓是并居于寸口，殊无歇止之义。寿颐谓"促"字之正义，本以短促为主。其病在上，而脉乃上溢，既溢于上，必不足于下，因而以短促之义形容是脉，其旨甚显。《素问》明谓：促上，而搏击应指。读法当于"上"字作一逗，则其义甚为明白，实无歇

---

① 高阳生：六朝人，一作五代人。曾将王叔和所撰之《脉经》编成歌诀以便传诵，名曰《王叔和脉诀》，简称《脉诀》，有普及《脉经》之功。

② 杨仁斋：即杨士瀛，南宋医学家，字登文，三山（一作怀安，今福建福州）人。著作有《仁斋小儿方论》《伤寒类书活人总括》《医学真经》《仁斋直指方论》等。

止之义可以意会。且因其脉之短促在于上部，而知其病在于上，为肩背之痛。则促脉之独盛于寸口，更觉明了。(此节所谓寸口，皆专指寸脉言之，非合寸关尺三部统称之寸口。)《素问》本旨，固以部位言之，以形势言之，不以止与不止言也。《伤寒论》尝重编于王氏之手，是以《辨脉篇》与《脉经》同作一解，疑亦是叔和手笔。考仲师本论促脉四条，曰：太阳病下之后，脉促胸满者；曰：太阳病桂枝证，医反下之，利遂不止，脉促者，表未解也，喘而汗出者，葛根黄芩黄连汤主之；曰：太阳病下之，其脉促，不结胸者，此为欲解也。盖胸满结胸，喘而汗出，皆为邪盛于上，故其脉急促，独见于寸。〔批〕仲景本论，伤寒脉结代，炙甘草汤主之一条，以结与代相对，而不言促，可见仲景意中不以促脉为歇止。惟伤寒脉促、手足厥逆者，可灸之一条，既有厥逆，而其脉为促，颇以含有歇止之意。然丹波氏谓虚阳上奔，故脉促于寸部，则仍是阳邪壅于上，而气不下达，手足为之厥逆，所以脉促于寸。丹波之说，甚有精义。盖高阳生之《脉诀》固多陋劣，不及《脉经》之精，独此脉促一条，不用歇止之说，证以《素问》及仲景本论，其理甚长。〔批〕《脉诀》之不理于众口久矣，然苟有可取则取之，是亦不以人废言之意。且"促"字之义，含有迫近、急速诸解，皆与上溢之脉为近。叔和因其迫急短促，有似于歇止，遂以数中一止立说，尚是差以毫厘，而后人只知有歇止之促，不知有促上之促，则谬以千里

矣。丹波氏引证极详，且与上鱼之脉同为一条，谓溢
上鱼际之脉，即促脉之尤甚者，皆是精当不刊之论。
后之学者，必当宗之，而不可为叔和旧说所拘者也。
寿颐于此，以促击与上溢连举，是用丹波新义，读者
弗以数中歇止之促脉观可也。

　《素问·脉要精微论》谓浮而散者为眴仆。固明
谓眩晕昏仆，即肝风之上扬，故脉为之浮。甚者则气
将不返，故脉为之散。又谓来疾去徐，上实下虚，为
厥巅疾，又明谓气血奔涌于上，故脉亦踊跃奋迅而出。
其来甚疾，且上既实，则下必虚，故几几于有出无入。
其去若徐，谓之为厥，固即血菀于上之薄厥，气血并
走于上之大厥。谓为巅疾，盖亦几几于说明气血之上
冲入脑矣。可见古人之于是病，论证辨脉，何等精当。
合此数条而融会其意，即知西人脑失血之名义，殊非
创见。（西医血冲脑经之说，近之谈西学者，或谓之脑失血，且有谓为
脑溢血、脑出血者，又有译为脑血管破裂者，盖但就解剖家所见之脑中
死血而定其病名，更不复知其病从何来。寿颐谓其立名太觉呆板，不若
"血冲脑经"四字，尚能说明病源。盖译书者不能得其真意，远不如旧译
血冲脑经之确当矣。）独惜习中医之学、读中医之书者，曾
不能知《素问》有此数条，即是内风暴动，猝然昏仆
之确据，遂致汉唐以下，议论纷纭，竞效盲人之扪烛，
嚣嚣然自以为得之。而后生小子，乍窥新学之皮毛，
反觉振振有辞，咤为心得，借以揶揄吾旧学而鄙夷之，
不屑复道。其亦知中古二千年之前，固已言之綦详，
说尽原委，以视彼之言其然，而不能言其所以然者何

如！〔批〕新学家仅就耳目所能及者以立论，是以知其然而不知其所以然，此新学之实在情形也。尚复党同伐异，斥旧学为无用，试令读此，或能知所自反乎。特苦于无人焉为之阐明，则虽有精义，而沉埋者亦二千年。吾知古人有灵，当亦深恨于不能白昼现形，有以提撕而警觉之也。颐谓《素问》论内风之脉，惟此《脉要精微篇》两节最为精当，且来疾去徐，上实下虚，正是气血逆行，上冲入脑之真相，亦即并居寸口之促脉，惟肝阳暴动者有之。若《平人气象论》谓脉滑曰风，又谓风热而脉静者难治。《金匮》谓脉微而数，中风使然。《脉经》谓头痛脉滑者中风，风脉虚弱也。《病源·中风篇》谓诊其脉，虚弱者，亦风也；缓大者，亦风也；浮虚者，亦风也；滑数者，亦风也。则皆以外风言之，不可与内动之风混合为一。而后人之论中风脉象者，则多以内风、外风错杂相合，疑是疑非，皆不足据。总之，肝风内动之脉，无不浮大促上。其有力而弦劲者，气火之实，闭证居多，是宜开泄；其无力而虚大者，元气之衰，脱证居多，所当固摄。若愈大愈促而愈劲，则气血之上冲愈甚，而气将不返；愈大愈虚而愈散，则气血之涣散，而亦将不返。必镇摄潜阳之后，上促渐平，搏击渐缓，弦劲者日以柔和，浮散者日以收敛，庶乎大气自返，可冀安澜。而指下模糊，浊大不清者，则气血痰涎，互为凝结之见症也。潜镇化痰，频频清泄，而奔涌之势，渐以和缓，即浑浊之形，渐以分明，此则临证治验之历历可指者。若夫涩小微弱等脉，在肝阳暴动之初，气盛火升之候，固是理之所必无，而亦为事之所或有，则闭者气塞已极，脑神经之知觉、运动，几将全失其功用，而周身脉道，胥将凝结不通，于是弦、滑、洪大之脉，渐以涩小，渐以沉伏，此则大气不返之危机，势已邻于一瞑不视。而脱证之先见虚大脉者，其次亦必渐以虚微，渐以散乱，而至于指下全无，则皆绝证之不可救，而亦不及救者。此其大小滑涩之殊途，即可据以辨证之顺逆夷险。惟虚寒之证，寒气上冲，亦能激动脑神经，陡令神志昏瞀，或且痉厥瘛疭，则面色唇舌，淡白如纸，其脉无不微细欲绝者，此非温补脾肾不能回阳。脉症与虚脱相似，而其实亦微有不同，是在临证功深，见微知著，庶乎有此得心应手之神化也。

第三节　治法总论

　　内风治法，上卷引证诸家学说，而申言其是否相宜，撷往哲之精英，以折衷于至情至理，似已足为此证申明原委，阐发精微。即治疗大旨，颐亦不能更于已言之外，别有见解。惟思是病之源，虽同是木旺水衰，肝阳陡动，气升痰壅，激犯神经，而真阴之虚，有微有甚，即木火之焰，有重有轻，论理止此一端，见症已多歧异。大率阴虚之未甚者，则木火之势必盛，痰升气升，一发难遏，多为闭证，如目定口呆、牙关紧急、痰声曳锯、气粗息高、面赤唇红、脉息洪大，皆是乍闭之确据。而阴虚之已甚者，则木火之焰必微，痰气内结，猝然痉厥，多为脱证，如目合口开、气息微续、疲倦无神、面色㿠白、痰声隐约、脉息细微，皆是欲脱之显象。其尤甚者，则脉伏不见、自汗如油、肢冷面青、撒手遗溺，更是至危极险之候，多不及救。闭者宜开，脱者宜固，入手方针，已截然处于极端之相反。设或认证未清，而用药庞杂，生死关头，即已大错铸成，不可复挽。且闭者是气焰之窒塞，皆属肝阳肆虐，无不以清泄为先；而脱者是元气之式微，苟其已见亡阳，尤必以回阳为主。此又一阴一阳之各据一偏者，少有迟疑，亦同鸩毒。即曰降气化痰、潜镇摄纳诸法，闭证、脱证皆不可少。然而细微曲折，分寸之间，各有缓急，各有主宾，必也炉火纯青，而五雀六燕，铢两悉称，诚非易易。正不仅疏表辛散、走窜温燥、补养滋腻许多古法之未可轻试也。爰就识力所及，参以频年治验而已得实效者，判别证情，分析层次，释其功用，条其宜忌，并列于篇。虽曰一人之见，挂漏必多，抑且闭门造车，或难出而合辙，第就所见言之，似乎此中微义，大略如斯。举尔所知，是即孔氏各言尔志之义，诚能引而申之，触类而长之，以治肝阳痰厥诸证，其用甚宏，其效甚捷，正不独昏仆偏枯者之卢循续命汤也。世有高明，匡吾不逮，而有以纠正之、附益之，尤所愿焉。

第四节　论闭证宜开

　　猝暴昏仆，皆是肝阳上升，气血奔涌，冲激入脑，扰乱神经所致。然必挟其胸中痰浊，泛滥上陵，壅塞清窍，每多目瞪口呆、牙关紧闭、喉中曳锯、鼻鼾气粗，是为气火升浮，痰塞隧道之闭证。多兼有实热确据，如面色、唇色多红赤，或虽不甚红，而亦必神采奕奕，胜于无病，必不㿠白青黯；脉象必洪数弦劲，搏指不挠，或虽不甚劲，而亦必粗浊滑大，必不细软无力；神志虽模糊不醒，而必不僵厥无声。则脉必不伏，肢必不冷，二便多不通，而必不遗溲自利。此皆有升无降、气闭于内之实证，必无一二脱证错杂其间。则治此证者，自必以开其闭塞为急务，而潜阳降气，镇逆化痰，犹在其次。如气窒声不能出者，必先通其气，则通关散之搐鼻以取喷嚏（方即细辛，牙皂，炒炭为末），水沟、合谷等穴之针刺以回知觉（水沟，督脉穴，在上唇正中，亦名人中，刺入三分；合谷，手阳明穴，在手大指、次指两歧骨间，俗名虎口，侧手张两指取之，刺入寸余，必透过手心正中之劳宫穴，左右旋针，猛力补泻之，回复知觉甚验。），皆是开关之捷诀。〔批〕此针刺家之实验。今西国亦有搐鼻开关之药，但嗅其气，不用其质，气味猛烈，开窍迅速而无流弊。其次则牙关不开者，用乌梅肉擦牙，酸能抑木，摄纳肝阳，化刚为柔，而紧闭自启。俟其晕厥既苏，声出牙开，而急进潜阳镇逆化痰之药，乃能有济。否则虽有神丹，而重门不开，亦何能透此一层关隘，以建扫穴犁庭之绩。惟此等闭证，止是痰气之郁窒，与夏令之暑疫秽浊，及南方之山岚毒瘴不同。凡芳香逐秽、斩关夺门之要药，如诸葛行军散、痧气蟾酥丸等，皆是秽毒急痧必不可少之良剂。而于此证之气火升浮，上冲入脑者，则奔窜奋迅，适以张其气焰，必至气不复返，直如砒鸩。〔批〕此证之误于此药者甚多，然通国之医家，皆不知其害，遑论病家。郑重申明，凡在医林，亟宜猛省。(喻嘉言《医门法律·中风篇》谓：卒中灌药，宜用辛香。是误以痰气上塞，认作秽恶蒙蔽，其祸甚大。盖同是闭证，而所以闭者不同，不明此理，用药必误。近人治此气血上升之闭证，多用芳香走窜之品，反以助其激动，为害更烈，必速其毙，不独脱证之恐其耗散正气而不可用也。此中条理，尤为精微，不可不察。) 且牛黄、脑、麝，皆开心气、通经络之品，而此证必有浊痰蒙冒，得其走窜开泄之力，即病之轻者，不致气厥不返，而亦恐引痰深入，无可泄化，徒以酿成癫痫昏迷之痼疾，而不可复疗。此皆治热痰蒙蔽者，素所未知之玄奥。然欲开泄痰浊，亦非少参以芳香正气，恐不能振动清阳，荡涤浊垢。则惟石菖蒲根之清芬，可以化痰，而不致窜散太甚，用以引作向导，庶几恰合分寸。此又同是芳香，而性情微异，即其效力不同。此中几微疑似之别，非好学深思、心知其意者，恐亦不易领悟。必也临床辨证，量度其虚实轻重，而斟酌损益以消息之，殊非纸上谈兵之所能曲曲摹绘者矣。

寿颐按：内风暴动之病，有闭有脱。其昏迷痉厥，颠仆痰涌，形状则同，而究其证情，闭者是痰气之窒塞，脱者是正气之散亡。原因不同，见症亦自有区别，而治法则判如霄壤。考汉唐以及金元诸家，尚未有显为揭出以醒眉目者。至李士材而有闭脱分治之论，始能识破此中虚实，所见已胜人一筹。惟其所用开闭方药，则清心牛黄丸、苏合香丸、至宝丹等，皆是脑、麝芳香走窜耗气之品。盖亦止见其痰热窒塞，以为非此香窜峻利，不足以直破重围，开此关隘。然在今日，既知是气火上升，激动脑经之病，则其所以闭者，正其气血上菀为害，而香窜之药，适以助其升浮，正如教猱①升木，为虎傅翼，痉厥愈甚，必速其危。要知此证与暑天痧闭之湿热痰浊蒙蔽中州者，皎然不同，所以芳香丸散可以开湿痰、辟秽恶，利于彼而必害于此。士材固不知此证之由于气血上升，犹认是热痰之锢结膻中、窒塞心窍，乃有此误，而世俗亦未明此理，仍用此等丸散，尤堪浩叹。尤在泾②《金匮翼》治中风八法，亦以开关与固脱两两对举。其论开关一条，谓猝然口噤目张，两手握固，痰壅气塞，无门下药，此为闭证。闭则宜开，不开则死。搐鼻、揩齿、探吐，

---

① 猱：古书上说的一种猴。
② 尤在泾：即尤怡（？—1749），清代著名医学家，号饲鹤山人，吴县（今属江苏）人。著作有《伤寒贯珠集》《金匮要略心典》《金匮翼》《医学读书记》等。

皆开法也。方用白矾散、稀涎散、胜金丸，而不及牛黄、至宝，但开其痰，使其可以饮药而止，最是有利无弊，可法可师。桐乡陆定圃①《冷庐医话》论中风，亦辨闭脱二证。谓闭证口噤目张、二手握拳、痰气壅塞、语言謇涩；脱证口张目合、手撒遗尿、身僵神昏。又谓闭证亦有目合遗尿、身僵神昏者，惟当察其口噤、手拳、面赤气粗、脉大以为辨别。脱证亦有痰鸣不语者，惟当辨其脉虚大以为辨别。又谓闭证气塞，亦有六脉俱绝者，不得以其无脉，而遂误认为脱。此则论证辨脉，尤为精细者也。

寿颐又按：陈修园之《医学三字经》论中风，亦谓闭与脱大不同，岂非开门见山、金针度世、教人辨证之第一要诀。而其所以治此闭证者，则曰：开邪闭，续命雄。是欲以古人续命诸方，治此痰塞气闭之病。此证此方，文不对题，直是相去万里，初不知其何以有此奇悟。迨以其"开邪闭"三字寻绎之，而始知其所谓闭者，非指痰气之窒塞而言，仍是以外来之邪风立论，所以用药尚与汉唐诸家一鼻孔出气。寿颐窃谓金元以降，类中之说，久已发明，其非外因寒风，固已彰明昭著，今更有西医血冲脑经之说，剖验得脑中实有死血积水，则病属内因，更与外感风邪，有何关

---

① 陆定圃：即陆以湉，清代医学家，一字薪安，浙江桐乡人。1858年撰《冷庐医话》，在医话著作中素负盛誉。另撰有《冷庐杂识》《再续名医类案》等。

系？续命汤散、麻桂防风等药，复何能治此脑中死血积水之病？以理言之，古人许多成方，非独不可以起病，而亦必助桀为虐，速其危亡。〔批〕说到脑中死血积水一层，则古人温药升散之误，极易领悟。可知古人制方，皆为"中风"二字引入迷途，真是黑暗地狱。独不解于古今医书，又无一而非续命之是尚，则似此千篇一律，又必古方之确有效验可言，而后可以传之千年，博得万人信用。然以所见之证言之，又万万无此对药之病，此中疑窦，实是无从索解。或谓子是南人，所见皆南方之病，足迹且未遍历西北。须知燕赵秦晋，甘新伊凉，地气刚燥，风景肃杀，固自有此外风外寒猝暴中人之病，非续命等方、桂、附、麻、辛不可治者。是说也，颐未尝久居北方，一见此证，亦万不敢妄断其必无。然创为将息失宜，水不制火之说者，固河间之北人，而今之发明气血冲及前后脑之张伯龙，又蓬莱之北人也。且西人谓为血冲脑经者，又是东西各国同有之病，更非专为吾南人立法。〔批〕设此一问，而世俗之拘泥南北不同者，亦当恍然大悟，且说明此是全球同有之病，则俗子所谓北人真中，南人类中云云，终是所见太小。既是冲脑，则必非外风之病。既非外风，则必无风药可治之理。何以古人今人，皆龈龈然于续命一法，而以为必不可废，其理何由，其效又安在？岂血冲脑经之昏仆，自为一种病情，而外风袭人之昏仆，又自有此病耶？恐必无模棱之法，可为两造沟通，而作骑墙之见解者也。爰书拙见，以告同志，所望并世诸贤，果有用续命古方以起病者，尚其不吝金玉，详以示我，俾得借助他山，以开茅塞，此则寿颐之所馨香祷祝者矣。〔批〕此解虚心好学之诚，固当如是。但此病此药，恐无能证明其效果者，则又将奈何？

第五节　论脱证宜固

　　猝暴痉厥，多由肝阳上升，木火恣肆，是为热痰壅塞，蒙蔽性灵，多属闭证。而亦有真阴虚竭于下，致无根之火仓猝飞腾，气涌痰奔，上蒙清窍，忽然痉厥，而目合口开、手不握固、声嘶气促、舌短面青，甚则冷汗淋漓、手足逆冷、脉伏不见、二便自遗、气息俱微、殆将不继，是为真元式微、龙雷暴动之脱证，多兼有虚寒气象，如面色、唇色多淡白无华，甚且青黯而必不红润（亦有四肢清冷，而面颧独红，是为虚火上浮之戴阳证，又非温补下元不可。）；脉多微弱无神，或且不能应指，而必不滑数弦劲、搏指有力；声音鼻息，必轻微断续，或兼有痰声，而必不息高而长、气粗如齁。此皆元阴告匮，真气不续，已几于一厥不回，大命遂倾之险，与闭证之挟痰上壅、火升气塞者，在在不同。则治法尤必以摄纳真阴、固护元气为当务之急，而恋阴益液之剂，即当与潜镇虚阳之法，双方并进，急起直追，方可希冀有一二之挽救。少缓须臾，即已无及，则如人参、阿胶、鸡子黄等之滋养，必与龙、蛎、玳瑁、龟板、鳖甲等大队潜镇之品，浓煎频灌，庶有效力。

而开泄痰涎诸药，亦且不可羼杂其间，以减其滋填之力。若肢冷脉伏，或自汗头汗、如油如珠者，则阴亡而阳亦随亡，非用参、附不可。〔批〕亡阳者，以其真阴已竭，而孤阳飞越也，故回阳必用人参，以维真阴。而自明以来，遂谓参是阳药，尤其可鄙。其痰塞喉间，欲略无力，药不能下者，以真猴枣研末，煎石菖蒲根先服，暂平其逆涌之势。如局方黑锡丹之镇纳浮阳，温养下元，而能坠痰定逆，又是必不可少之要药。若通关散、稀涎散等之燥液克痰，辛猛开窍，则惟热痰之闭证宜之，在脱证不可妄试。苟能痰壅一开，神苏气续，则滋液育阴、潜镇摄纳之药，亦必急急续进，不可间断，必能元气渐回，形神渐振。且在数日之内，神志清明，亦多倦怠嗜卧，尤必以此等大剂继续投入，以固根基，以扶正气，方不至药方甫过，中流无砥柱之权，虚焰有复腾之虑，则中气更衰，痉厥再作，益难图治。〔批〕补此一着，万不可少。此虽亦有痰涌喉关一症，似与人参、阿胶等之滋腻不合，须知此乃真阴既竭于下，是为肾虚上泛之痰，与实火之热痰不同，〔批〕申此一解，更是了然。苟非养液恋阴，必不能救垂绝之真元而戢龙雷之浮火，此与肝火之上扰者，见症若或相似，而原因皎乎不侔。但以脉至之有力无力，及气色之有神无神，声息之粗悍微弱，舌苔之黄腻白润厚薄辨之，其兼证大有可据，辨别亦是易易。〔批〕似此辨证，真是如饮上池，隔垣毕见矣。非欲以此法概治热痰上涌之闭证也，张伯龙论中用龟板、阿胶、生熟二地，盖亦为此种脱证立法，而语焉不详，未为细辨，恐有流弊，颐于上文固已极力言之。究之自有如此应用胶、地之病，亦治医者之所不可不知。但此证本不多有，苟非确已到此地位，亦不可轻率援用。近贤所论固脱之法，除参附一汤外，未见更有申明此中神髓者，爰以鄙见所及，补此一义，若昧昧焉而以施之于热痰窒塞之候，则大谬矣。刘河间之地黄饮子亦治脱证之一法，说详前卷及后卷中。

第六节　论肝阳宜于潜镇

　　猝暴昏仆之症，首在审定其为闭为脱，而分别论治，则入手之初，固已握定南针，烛照数计，而无误入歧途之虑矣。然无论其或闭或脱，而所以致此猝然之变者，岂痰热之自能壅塞，及元气之倾刻涣亡耶？其闭者，则木火猖狂，煽风上激，而扰乱清空之窍；其脱者，则龙雷奔迅，僭越飞扬，而离其安宅之乡。盖木焰之鸱张，固肝胆之肆虐，而龙雷之暴动，亦肝肾之浮阳也。故闭与脱之分歧，虽自有一实一虚，其来源固截然不侔，且形态亦显分畛域。而闭与脱之合辙，则无论为肝为肾，皆相火之不安于窟宅，斯潜藏为急要之良图。潜阳之法，莫如介类为第一良药。池有龟鳖而鱼不飞腾，否则大雾迷漫之时，跃于渊者，无不起于陆。此固造化自然之妙用，其吸引之力，有莫知其所以然者。当夫浮阳上越，蒙蔽灵府之时，正如云雾漫空，天地为之晦塞，非得沉潜之力收摄阴霾，将何以扫荡浮埃、廓清宇宙？此真珠母、石决明、砒帽、牡蛎、贝齿、龟板、鳖甲数者，所以为潜阳之无上妙剂，而石类中之磁石、龙骨具有吸力者，其用亦同。虽药品亦甚寻常，而呈效最为敏捷，断推此病之无等等咒。若金石类之黑铅、铁落、赭石、辰砂等，惟以镇坠见长，而不能吸引者次之。然惟痰火上壅，体质犹实者为宜，而虚脱者又当知所顾忌。其余如石英、浮石、玄精石、寒水石等，力量较薄，可为辅佐，非专阃材矣。〔批〕物理自然之性，以入药剂，无不如鼓应桴。古今本草，皆无此体察物理之真切发明也！近人治痰热，多用猴枣，是西藏及印度产品。藏产者，颗粒甚小，而色青黑；印产者，大如鸡卵，而色纯青。考此物不见于古书，按其形状物质，盖亦牛黄之属，是气血有情，精神所聚，所以安神降逆，清热开痰，颇有捷验。而藏产者，质地尤其坚实，其力差胜。颐谓其色青而黑，正与肝肾二脏相合，故能摄纳龙雷之火。而产于西陲，独禀庚辛金气，是以力能平木，以治肝胆横逆，正合其用。故闭证之痰热壅塞，得之足以泄降，而脱证之虚痰上壅，亦可借以摄纳，并不虑其镇坠之猛。〔批〕说明物理之学，是真能格物致知者，岂附会五行气运者所可梦见？

寿颐按：近人之治痰塞，每以珍珠为无上要药，其实亦止是介类潜阳之品。虽曰阴精所聚，未尝无清热摄纳之功，然按之实在效力，不过与牡蛎、决明、贝齿相似。而俗人宝之者，徒见其价贵兼金，耳食者固不辨真味也。寿颐窃谓数分珠粉之效用，远不如龙牡盈两之煎剂，且研之不细，留滞肠胃，尚足贻害。在富贵有力之家，消耗金钱，视之殊不足惜，固亦无害，而在中人之产，又何能用财如粪土？医者笔下，可以造福，而亦极易造孽。尚望行道者随时留意，万勿蹈此恶习，费而不惠。〔批〕珍珠本是贵重之物，而以药理言之，性情功效，不过如斯。若在赛珍会上，得毋大杀风景？然作者寓意，乃是爱惜物力，又非愤世嫉俗、焚琴煮鹤者，所可引为同调。

惟闭证犹近于实，则开关之初，即用大队潜降，镇定其逆上之势，而重坠劫痰，亦所不忌。以其泛溢之气焰，尚是有余，而本根虽虚，犹未先拨，则青铅、铁落之重，亦斟酌用。而脱证纯属于虚，则入手之始，即须固液恋阴，参合此潜阳之品，而金石重坠，不容妄试。以其垂绝之真元，所存无几，而千钧一发，暴绝堪虞，则五味、首乌等之可以收摄真元者，又必并行不悖矣。此则同是潜藏龙相、摄纳肾肝之大法，第证情有虚实之不同，即辅佐之品，随之而变，然其为柔和肝木之恣肆，敛藏上泛之浮阳，固无以异也。若其肝火之炽盛者，则气火嚣张，声色俱厉，脉必弦劲实大，症必气粗息高，或则扬手掷足，或则暴怒躁烦、耳胀头鸣、顶巅俱痛，则非羚羊角之柔肝抑木、神化通灵者，不能驾驭其方张之势焰，抑遏其奋迅之波澜。

而古方如龙胆泻肝汤、当归龙荟丸、抑青丸等，皆是伐木之利器，亦可因时制宜，随证择用。此则与潜降之意微有不同，惟在临证时相度机宜，知所审择，固非片言之所能尽者。要知凡百病变，肝阳最多，而潜镇柔肝之治，收效亦最奇捷。果能善驯其肝，使不横逆，以治百病，胥有事半功倍之效。近贤王氏孟英治案，每以极平淡之药味，治人不能治之危疑大病，其生平所最得力者，大约多在此"柔肝泄化"四字之中，神而明之，会而通之，用处极多，固不仅治此眩晕昏瞀者之第一捷诀也。〔批〕触类旁通，益人智慧不少。昔喻嘉言之论中风，尝谓表里之邪，大禁金石，盖犹以肝木内动之风，误认为外来之邪袭于表里，惟恐金石镇坠，引之深入。岂知风自内生，苟非镇摄而安定之，万不能靖狂飙而熄浮焰。试读《千金》《外台》中风各方，金石之品，久已习见，即如《金匮》所附之风引汤一方，既用龙牡，而又复用石药六种，清热镇重。盖已有见于风自内动，须用潜降之意。独惜古人不能明言其为肝风自动而设，则读者亦莫知其用药之精义。此中条理，尚非喻嘉言之所能知，更何论乎自桧以下？若时下医家之治此病，亦颇尚清热之法，然仅知清热，终觉药力薄弱，不能胜任，远不如潜降之速效。此惟泂溪老人尝一露其端倪，今得伯龙氏而始大畅其旨，可谓二千年来医学中乍辟鸿濛之大觉悟矣。〔批〕推崇之极，真不愧前无古人。

第七节　论痰涎宜于开泄

　　卒中之证，肝阳上扰，气升火升，无不挟其胸中痰浊，陡然泛溢，壅塞气道，以致性灵蒙蔽，昏瞀无知。盖气火之上陵，尚属无形；而痰涎之盘踞，是其实证焉。故窒塞喉关，声如曳锯者有之；盘旋满口，两吻流连者有之。不治其痰，则无形之气火，亦且末由熄降，此晚近人之论内风者，固无不以开痰降浊为惟一之要务也。治痰之法，首在量其虚实，而为攻克消导之等级。其形壮气实者，荡之涤之，虽猛烈之剂，亦无所畏，如稀涎散、滚痰丸、控涎丹、青州白丸子之类，皆可扫穴犁庭，以为权宜之计。其形馁气衰者，泄之化之，惟和平之剂，乃可无虞，如二陈、杏、贝、枳实、竹茹之属，亦能开泄降逆，以助廓清之功。惟胆南星、天竺黄、竹沥、荆沥、桑沥数者，则性最和平，而力量尤堪重任，无论为虚为实，皆宜用为正将。庶几职有专司，克奏荡平之绩。惟痰本浊腻之质，且性又黏韧，非得芳香之物，不足以助正气而化浊阴。则石菖蒲根，气本芳烈，味亦雄厚，力能涤除垢腻，而不致窜散太过，无耗伤正气之虞，必也任为向导，直抵巢穴，恰如地位，不比脑、麝之芳香猛厉，泄散无度，反以助气火之上越，耗垂尽之元阴也。若世俗每以牛黄为清心化痰之要药，不知此物专走心家，以清心热则有余，以涤浊痰则不足。且凡热痰之昏冒，即其冲激脑经，以致性灵蒙蔽，非真能窜入血管、闭遏心房也。古书痰入心包，发为昏厥之言，本是理想，要知牛黄形质，极似心脏，外光洁而中空松，故为专走心家之药。若痰留隧络，而用此以引入心宫，恐入之易而出之难，日久留恋，乃真窒塞心窍而沉迷不省人事。其轻者，则不时频发而为癫痫。〔批〕说尽牛黄利弊，又是古今未言之秘。试观人之久患痫者，大率幼时多有痰热风惊之病，转展而成，未始非频服牛黄、脑、麝，香开直窜，有以酿成之也。〔批〕痫证根源，尽在此数言之中。又有远志一物，俗书每以为能开心窍，不可多用，实则味微苦，气微温，最是化痰良剂。今东国医家，且以为消痰主药，重任不疑。颐每喜用之，甚有捷验。则亦此证治痰之要药，而世俗必不敢用，正与牛黄之不当用而习用者相反。此皆为近人俗说所误，而古之本草，绝无此等臆说。盖晚近医家所见本草，无非从汪氏《备要》①、吴氏《从新》②涉猎一二，而于古人名著，多未寓目，遂至人云亦云，极少真实之学识。寿颐于此牛黄、脑、麝、远志数者，俱从阅历得之，

---

① 汪氏《备要》：指清代汪昂（字讱庵）所撰之《本草备要》。该书选取常用药品，述其要旨，又兼补《本草纲目》《本草经疏》之未备。内容全面，文词简洁，为中医初学者常用入门书。

② 吴氏《从新》：指清代吴仪洛（字遵程）编撰之《本草从新》。本书是作者在汪昂《本草备要》的基础上编订而成，书中新增药品 275 种，内容颇切实用。

而深知其利害所在，敢笔之于此，以告同好，或亦窃附于举尔所知之义耳。〔批〕勘透药性，极尽精微，始觉古今本草，尚多模糊浮泛之语。

第八节　论气逆宜于顺降

卒中之病，火升痰升，喘促不止，皆气逆之为患也。西医但谓之血冲脑，而不及于"气"之一字者，以血为有形，剖验可见，气乃无质，剖验不可见。其亦知解剖家所得脑中之积水何自而来，则其有生之时，气血交并，上冲入脑，迨生气既绝，而血为死血，气化为水，尤其确据。可知《调经论》之所谓气血并走于上，则为大厥一条，尤为至理名言。初非如西学家之仅就耳目所能及者以立论也。〔批〕气本无形，而证以"气化为水"四字，则无形者亦已有形。可见《素问》气血上菀之说，尤为精当。而剖验家止见死者脑中积水，而不能说明其即从气化而来。试令读此一节，吾知其亦必恍然大悟。所以，治此证者，不顺其气，则血亦无下降之理，而痰即无平定之时，肝阳无潜藏之法。且也其气能降，即《调经论》之所谓气返则生；气不能降，即《调经论》之所谓不返则死。然则定其横逆，调其升降，可不以顺气为当务之急乎？惟是顺气之药，亦正无多，而顺气之理，亦非一法。如上条所述潜阳镇逆，摄纳肝肾，以及化痰开泄数者，固无一非顺气之要诀，而古方至如二陈、温胆之属，亦是消痰降逆辅佐之品。又有所谓匀气散者、乌药顺气散者，用药虽未尽纯粹，而能知气逆之不可不顺，是亦此证当务之急。若世俗之止知有苏子降气汤者，则其方名为降气，而药用当归、苏子之辛温，沉香、厚朴之苦燥，以治寒饮之气喘奔促则可，以疗肝阳之痰热上涌则不可。而或者更误读东垣气衰之论，欲引补中益气之成法，以施之于气升痰升之证，则为害有不可胜言者矣。

第九节　论心液肝阴宜于培养

卒中之患，其病标皆是肝阳之暴动，其病本即为血液之不充。盖肝之秉性，刚而易扰，必赖阴血以涵濡之，则刚木柔驯，而无暴戾之变。凡肝阳之恣肆者，无非血耗液虚，不能涵养，而后踊跃奋迅，一发难收。所以治肝之法，急则定其标，固以镇摄潜阳为先务；而缓则培其本，必以育阴养血为良图。惟真阴之盛衰系于肾，而血液之枯菀系于心。试观肝阳易动之人，必有惊悸、怔忡、健忘、恍惚诸症，谓非血少心虚之明验，则为肝病培本之计，虽宜滋肾之水，补母以及其子，亦必生心之血，助阴以涵其阳，此养心一层，亦治疗肝阳者所必不可忽也。虽养心正药，亦是无多，不过枣仁、淮麦、茯神之类而已，其余则清热化痰，去其侵扰之病魔，即以安其固有之正气，以此宁神益智，奠定心君，亦已绰有余裕，功效固自可观。且当肝阳恣扰之时，多挟痰浊以肆虐，必不能早投补肾厚腻之药，反多流弊。而此养心宁神之法，清而不滞，淡而不浊，无助痰之患，有养正之功，可与潜镇抑降法门，并辔扬镖，分途奏绩。又近贤治肝，有培养肝阴一法，如高鼓峰①之滋水清肝饮、魏玉璜②之一贯煎等，皆主养阴，而能疏达肝气。苟其痰浊已化，亦可参用以图善后，此则治血虚肝动之良法，固不专为暴仆昏迷者着想。而治暴仆者，波浪初平，亦必有此一层步骤。彼夫立斋、景岳诸贤，止知厚腻养阴，滋填重浊，未免窒而不化、滞而不灵者，盖尚未达此中之一间也。

第十节　论肾阴渐宜滋填

肝阳之病，肝为标而肾为本，苟非肾水不充，则肝木亦必不横逆。河间所谓肾水虚衰，不能制火者，本是确论。此养水滋肾一法，原是治肝阳者所必不可少。惟肾阴之虚，积之有素，驯至木失水养，而为暴

---

① 高鼓峰：即高斗魁（1623—1670），明末清初医家，字旦中，号鼓峰，四明（今浙江鄞县）人。习儒精医，撰有《医家心法》1卷，记载其临证心得和验案。

② 魏玉璜：即魏之琇（1722—1772），清代著名医家，字玉璜，号柳洲，钱塘（今浙江杭州）人。编纂有《续名医类案》60卷。该书内容集清以前医案之大成，且创制方剂如一贯煎等，为临床名方，甚有益于后学。

动，然后推本穷源，以归罪于肾虚，是为研究病本之远因，必非治疗见症之急务。何况痰塞喉咽，气填中州，而谓滋肾黏腻之药，可以透此几重关隘，直达下焦，以补肾为治肝之本，宁有是理？此则不独立斋、景岳之用四物、六味于入手之初者必有大害，即张伯龙之镇肝养水并作一谈，颇终嫌其不分缓急次序也。惟在潜降摄纳之后，气火既平，痰浊不塞，乃可徐图滋养，以固护根基，庶几木本水源，滋填培植，而肝阳可无再动之虑，是亦此证中善后之要着。〔批〕滋填肾阴，非厚腻不为功，然是善后之良图，必不可恃为入手之秘诀。则六味、四物等补阴诸方，古人言之已详，苟粗知医学者，固亦优为之矣。

第十一节　论通经宣络

猝暴昏仆，多兼手足不仁、半身不遂，或刺痛瘫痪诸症。其平居无病而忽然不用者，皆是气血上菀，脑神经被其扰乱而失功用，诚如张伯龙所言。但能潜降肝阳，则气火俱平，神经之功用顷刻自复，必不能误与风药、燥药，行经走窜，反以扰乱大气，不得安静，非徒无益而又害之。然在庸耳俗目之见，岂不谓此是肢体大症，苟不通经宣络，何可以起废疾？不知病形虽在肢节，病源实在神经，不潜其阳，不降其气，则上冲之势焰不熄，即神经之扰攘，必无已时。凡属宣络通经之物，动而不静，行而不守，适以助其奔迅，万万不可误用，此则通国之古今名贤，本未有悟彻此中原理者，一经揭破，当共恍然。惟在数日之后，其势少息，其气少和，而肢体之瘫废如故，则当知经络隧道之中，已为痰浊壅塞，气机已滞，血脉不灵，脑神经之运用，至此乃失其固有之性，而真为肢节络脉之痼疾，从此治疗，殊非易言。然使尚在旬月之间，则隧道窒塞，犹未太甚，或尚有疏通之望，譬如器械不用，关节不灵，而为日无多，犹未缺蚀，急为刮磨，亦堪利用。此则通经宣络之法，亦不可少缓须臾，而古人治痹成方，始可采用。然此是用以治肢体之痹着，必须与猝病之初火升痰升者，划清界线，乃不自乱其例。究竟活血通络以疗瘫痪，亦仅可施之于旬月之间，或有效力，若其不遂已久，则机械固已锈蚀，虽有神丹，亦难强起矣。〔批〕此病延之已久，而瘫废不遂，皆无痊愈之望，通络一层，聊尽人事而已。

寿颐按：上列内风暴动，猝仆痰塞治法八条，界限截然，次序步骤，不可紊乱。果能施治如法，除非真气暴绝，顷刻告危，不及用药者，必不可救，苟其神志瞀乱，肢体不遂，气血上菀，而未至于一蹶不振者，皆有可起之望。频年经验，已愈多人。此虽生面别开，一似脱尽古人矩矱，要皆洞见症结，有理可寻，伯龙氏倡之于前，而颐为申之于后，似于此证之曲折细微，约略已尽。若夫肝阳浮越、气焰横肆之时，禁

风药升散，以助其气火之猖狂；禁表药疏泄，以速其
亡阳之汗脱；禁芳香走窜，以耗散正气；禁温补刚燥，
以消铄真阴；禁滋腻养阴，以窒塞痰浊；禁呆笨补中，
以壅遏气化，则上文皆已详言之。世有好学深思之士，
神而明之，此证虽危，或可十全七八乎。

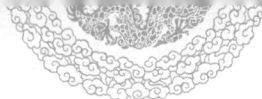

卷第三

嘉定张寿颐山雷甫　纂辑
同邑张文彦洛钧甫　评点

古方平议

第一节　古方总论

中风方药，古人书中，《千金》《外台》为独多，大率皆温中解表之剂，固为外感之寒风立法者也。今者血冲脑经之理，既昭然若揭，则古方虽多，必不能复适于用，据新发明之学说，以正古人之误，既不能为古人曲为讳饰，亦不必能为古方曲为说解者矣。惟是就新治验而言用药之理法，则闭者宜开，脱者宜固，气火之升宜于潜降，肝阳之扰宜于清泄，痰涎之塞宜于涤化，阴液之耗宜于滋填。凡此种种，固无一非古人已有之成法。即谓汉唐诸方，多属温中散表，而细读《千金》《外台》两书，已觉清热、开痰、凉润、潜镇各法，亦无一不具于各方之中。但所用诸药，多以清凉潜镇之法并列于温燥辛热队中，几令人莫明其用意之所在。此则风气为之，相沿成例，一若欲治此病，非杂以温辛升散，必不可以立方者，不得不谓古人之奇癖。然如《千金》之竹沥饮子、生地黄煎等方，纯是清凉世界，已是内热生风之专剂。又如《千金》之紫石散（方即《金匮》附方之风引汤）、五石汤等，重用石药，镇摄气火，又明明为浮阳上越者立法，又岂得谓古人竟不知有肝火、肝风内因之病？特以古书中似此清凉镇摄之方，本不若温燥升散之众，而《千金》《外台》二书，又以杂厕于温散大队之中，则读者亦多忽略阅过，不复注意。且古人又不肯明言此为镇定内风之法，而浅者读之，亦不能识其精义。或又杂以温药、表药，同列于一方之中，尤令人意乱神迷、瞠目咋舌、莫名其妙。此则披沙炼金，非大有学力、大有见识者，不易猝办。苟不为之揭出而申明之，恐学者亦未必能自得师、善于运用，则古人精蕴，仍在若明若昧之天。国学不昌，其弊亦正坐此。寿颐读近贤著作，恒病其每有一书，无不自制方药，以为标榜，然清澈者少，庞杂者多，甚者多以古人成方少少增损，而即别标一汤饮之名目，试为考其实际，仍是寄人篱下，不足以自成一方，而徒令阅者目眩心迷，难于记忆，盖亦医界著述家之通病。所以医书日多，而医学未必大有进步，似此多而无用，徒覆酱瓿，殊觉可哂。〔批〕说尽医书弊窦，诊病家读之能无自报。窃谓伊古成方，本已诸法咸备，更何必叠床架屋，重累不已。爰为选择旧方，分类编次，而申言其制方之旨，名曰"平议"，不欲别立新方，等于自炫。以见学理虽能新有发明，而治法仍不外乎古人所固有。庶乎古之精义，不致泯没无传，而后之学者，亦不敢师心自用，蔑视往哲。是则寿颐阐扬国粹，申旧学以励新知之微意也。惟于方中之议论药物，其合意者，则加圈其旁，不合宜者，则加勒，意在辨别良窳，为初学醒目之计，庶乎示之南针，易分径渭。自知僭妄，所不敢辞，明哲见之，尚其谅此。

第二节　开关之方

闭证宜开，开其关窍，决其痰塞，使得纳药也。古书之治卒中者，恒用苏合香丸、牛黄清心丸、至宝丹等，以脑、麝为开窍必需之物。不知此病是肝阳之上扰，芳香疏散，反以开泄之，则气火愈浮，为害更烈。于闭证之痰塞者，尚如矛戟，而脱证则更以耗散其垂尽之真元，其祸可知矣。故卒中痰壅而误投大香大开之药，未有不速其毙者。惟尤在泾《金匮翼》治卒中八法第一开关，止录开痰数方，而绝不杂入龙脑、麝香一味，最是识透此层玄奥。寿颐于此，不录苏合、至宝诸方者，承在泾意也。喻氏《医门法律》中风篇，谓卒中灌药，宜用辛香，大谬！

救急稀涎散　　《本事方》

治中风忽然昏若醉，形体昏闷，四肢不收，风涎潮于上隔，气闭不通。

猪牙皂角_{四两，肥实不蛀者，去黑皮}　晋矾_{光明者，一两}

上细末研匀，轻者半钱，重者三字匕，温水调灌下，不大呕吐，但微微冷涎出一二升，便得醒。醒后缓而调治，不可便大服，亦恐过伤人。孙兆方。

寿颐按：所谓半钱者，古方书亦谓之半钱匕。盖即以铜钱为抄药之匙，取药末一钱之半，使不落为度，非唐宋以后十钱为一两之钱也。本条又有三字匕，则取药末当一钱之三字为度，古方书亦多有一字、三字之数，其义皆同。又有所谓一钱匕者，则即以一钱抄满药末也。

附：　神应散　　《齐氏医案》

四川叙州齐有堂秉慧著，嘉庆十一年自序刊行。治时气缠喉，水饮不下，牙关紧闭，不省人事等症。

明雄黄_{飞细}　枯矾　藜芦_{生用}　牙皂_{炙黄}

等分为末，每用豆大吹入鼻中，取嚏吐痰，神效。

寿颐按：此即稀涎散加味。凡实火热痰上壅，均可灌之取吐。

寿颐按：稀涎散为开痰泄壅之圣药，凡痰塞喉关、咯吐不出者，得之非吐即下，是治气火挟痰上逆必需之品。惟气味俱烈，实火为宜。若脱证虚阳上浮，亦有痰涎盘踞，则不可妄试。凡开痰诸方，固皆为气逆火升之闭者立法，苟遇虚脱之证，俱不可用。

胜金圆① 《本事方》

治同前。

薄荷半两　猪牙皂角二两，槌碎，水一升，同薄荷捣取汁，慢火熬成膏　瓜蒂末　藜芦末各一两　朱砂半两，研末

上将朱砂末一分，与二味末研匀，用搜膏子和圆如龙眼大，以余朱砂为衣，温酒化服一圆，甚者二圆，以吐为度，得吐即省，不省者不可治。许叔微曰：必用方论中风无吐法。然如猝暴涎生，声如引锯，牙关紧急，气闭不行，汤药不能入，命在须臾，执无吐法可乎？予用此二方，每每有验。

通关散

治卒中口噤气塞，不省人事。

细辛　猪牙皂角等分，炒炭为末

每少许吹入鼻中取嚏。

一方加薄荷、雄黄各等分，为末；一方南星、半夏、皂角等分为末，用皆如上法。

白矾散 《圣济》

治急中风口闭涎上，欲垂死者。

白矾二两　生姜一两，连皮捣，水二升，煎取一升二合。

---

① 圆：即"丸"，下同。

上二味合研，滤，分三服，旋旋灌之，须臾吐出痰，方可服诸汤散。若气衰力弱，不宜吐之。

尤在泾曰：此方以白矾涌泄为主，佐入生姜，辛以开之也。

又方

白矾_{如拇指大一块，为末}　巴豆_{二粒，去皮膜}

上二味于新瓦上，锻令焦赤为度，炼蜜丸芡实大，每用一丸，棉裹，放病人口中近喉处，良久吐出痰，立愈。

一方加皂角一钱，煅研，取三分，吹入鼻中。

颐按：皂角即牙皂，宜炒不宜煅，亦当棉裹用之，如前法。盖不去油之巴豆，必不可作内服之药也。

尤在泾曰：巴豆为斩关夺门之将，用佐白矾以吐痰，因其性猛烈，故蜜丸含化，是急药缓用之法。

寿颐按：巴豆最是猛烈，此方且不去油，如曰含化，则虽用蜜丸，必不能少减其毒，虽可开痰，必至上吐下泄，无论体质若何壮健，皆不能任。观此方用棉裹纳入口中近喉，引之吐痰，是仅取其气，不食其质，必以线缚住此棉裹之药，不令吞咽，俟得吐而引药去之，是古人用意之周密处，尤氏竟认作蜜丸含化，似是而非。〔批〕读古人书，必须细心体验。

第三节　固脱之方

脱证宜固，古方除独参、参附外，绝少他法。寿颐拟恋阴益液，如参麦、五味、阿胶、鸡子黄等，亦是固脱必要之药。而在浊阴上泛、虚阳飞越之时，古有三生饮、三建汤、养生丹、灵砂丹诸法，皆所以镇遏阴霾，挽回阳气，未始非急救之良药。又如刘河间之地黄饮子、喻嘉言之加减资寿解语汤，亦治肾脏阴阳二气下脱之法。兹汇集于此，以备脱者固之之用。

独参汤

治元气暴脱，忽然肢冷汗出、气怯神疲之证。

人参一味，浓煎频灌，不拘时服。

寿颐按： 卒中之证，忽然气短神疲、身冷体踡、目合口开、二便不禁，不问有痰无痰、有汗无汗，皆是阳气暴脱，非人参大力，不能救危于俄顷。若踡冷之甚者，非参附不可。《王孟英医案》第一卷第一条，周光远登厕暴脱，仓猝不及得药，以三年女佩姜煎服而安，亦是回阳之一法。此证是阴阳两气自为脱离，少迟片刻，即不及救。其病情虽近于内风暴动，实则并非风阳，直是阴阳离绝，故谓之脱。〔批〕诠解暴脱之证情病理，阐发极细。是古人书中不可多见之笔墨。其危愈速，亟遽无措，不遑用药者甚多。养生者皆不可不知。

参附汤　《世医得效方》

治猝暴昏仆，目合口开，体冷汗流等症。

人参　附子

尤在泾曰：此方为救急之法，药止二味，取其力专而效速，用人参须倍于附子，或等分。不拘五钱或一两，酌宜用之，姜水煎服。有痰加竹沥。

寿颐按：参附为回阳救急之要剂。阴脱于里、阳亡于外者，独参犹恐不及，故必合之气雄性烈之附子，方能有济。如其阳未尽越，肢冷未甚，可用炮制之附。若其阳气暴绝，冷汗淋漓，则非生用不可。

三生饮　《局方》

治卒中痰塞，昏仆不醒，脉沉无热。

生南星　生白附子　生川乌

等分，加木香、生姜，水煎服。

寿颐按：痰塞而脉沉，无热，是为寒痰上涌，其胸中清阳之气，已为浊阴蔽塞不通，非燥烈大温之药，不能开泄。此方三者俱用其生，非仅为回阳计，正欲其雄烈之性，驱除浊阴耳。苟能阴霾一开，寒痰少减，即当随证用药，似此大燥大烈之剂，非可多服、频服者也。

星附散　《本事方》

治中风能言，口不喎斜，而手足軃①曳。

南星　半夏二味薄切，生姜汁浸透　川乌　白附子　黑附子　白茯苓　人参　白僵蚕　没药以上各等分

上为粗末，每服二钱，水酒各一盏，同煎至八分，去滓热服，二三服，汗出瘥。

寿颐按：方用南星、半夏、川乌、黑白二附，亦为真阳式微、寒痰上壅而设，非治外风也。水酒同煎，热服得汗而瘥，则寒痰开泄、阴霾既化、阳光复辟之征也。许叔微《本事方》附会手足軃曳为中腑之症，不脱宋金元人中经络、中腑、中脏之陋习。喻嘉言收此方入《医门法律》，亦谬谓治虚风寒痰，以为得汗则风从外出而解，不知寒痰上涌，乃真阳之欲绝，非外来之暴感。方意止欲回阳，本无散邪之药，乃谓一派温补，热服得汗，即是发散，岂非痴人说梦？

寿颐又按：方下所谓手足軃曳，是不痛不僵而但无力，不能自持，不能自主。此症若因虚得之，是气血俱衰，不能荣养筋骨，治法当大剂滋补。若猝然而起，则气血上菀，脑神经不用之病，治法当镇定气火。皆非本方之一派辛温可以妄治者。盖本方之实在主治，止为真阳暴脱，阴霾逆涌，面青唇白，冷涎自流，或

①　軃（duǒ）：下垂。

冷汗如油，脉脱喘促者急救之法，而方下主治，全不相合，岂是制方之本意？若谓此方可治中风，则仍是误认此虚脱之病，为外来之寒邪耳。凡古人成方，最多药不对病之主治。盖皆辗转传抄，多为浅人妄改，久失本来面目，必非制方之人果为此文不对题之吃语。许叔微《本事方》尚是佳作，而犹有此药不对病之谬，何怪乎俗本医书，更多牛鬼蛇神之幻。此善读古书者，不可不自出手眼，识透渊微，又乌得人云亦云，随声附和耶？〔批〕古方下之主治，确多此弊，读古书者，不可不自有见识，分别泾渭，庶几不为古人所误，然而已非易事矣。

三建二香汤

治男妇中风，六脉俱虚，舌强不语，痰涎壅盛，精神如痴，手足偏废。此等不可攻风，只可补虚。

天雄　附子　乌头各二钱，俱去皮脐，生用　沉香　木香各一钱，俱水磨汁

上作二服，每服水盏半，姜十片，煎七分，食前服。〔批〕食前服药，盖谓饥时则药力自专，非服药而即以食进也。说见后文。

喻嘉言曰：此方天雄、附子、乌头并用其生，不加炮制，惟恐缚孟贲之手，莫能展其全力，必因其人阴邪暴盛，埋没微阳，故用此纯阳无阴，一门三将，领以二香，直透重围，驱逐极盛之阴，拯救将绝之阳。乃方下妄云治中风六脉俱虚，又云不可攻风，只可补

虚，全是梦中说梦。当知此证，其脉必微而欲绝，不可以"虚"之一字，漫无着落者言脉；其方更猛悍毒厉，不可以"补虚"二字，和平无偏者言方。此方书所为以盲引盲耶。〔批〕嘉言此论，精当不刊。

寿颐按：此方全为寒痰凝结立法，即从三生饮加入二香，欲其行滞，名曰三建，以三者力猛，可以建立阳气也。制方之意，不为无见。而方下竟谓其补虚，岂以古人参附、术附、芪附等法，列于补虚一类，而遂误认天雄、乌附为补药耶？嘉言讥之，诚非苛论。以此知古人虽有佳方，而为方下议论庞杂，反以埋没立方本旨者多矣。

养正丹　《本事方》

治虚风头旋，吐涎不已。

黑铅　水银　硫黄　朱砂各一两

上用建盆一只，火上熔铅成汁，次下水银，用柳杖子打匀，取下放少时，下二味末，打匀，令冷，取下，研为粉，用米饮圆，或用枣肉圆，如梧子大，每服三十粒，盐汤下。此药升降阴阳，补接真气，非止治头旋吐涎而已。

寿颐按：下元阳虚，阴气逆上，而为虚风眩晕，冷涎盘旋者，非温肾重坠之品，不能镇虚定逆，摄纳元气。黑铅、硫黄，一寒一温，一阴一阳，制炼成丹，水火既济，能收摄浮泛之虚阳，而归之于肾家旧宅，

调其升降，定其阴阳，救颠扶危，其效甚捷。古方如
金液丹、灵砂丹之类，成方不少，大旨相近。今录养
正、黑锡二方，以见一斑。但汞能变化，炼不得法，
易还原质，服之亦多流弊，不如黑锡丹不用水银之驯
良。今人于浊阴上逆之证，宁用黑锡，而不敢服汞者，
良有以也。〔批〕铅汞之弊，不可不知。

黑锡圆　《本事方》

自注：此丹阳慈济真方。

寿颐按：《镇江府志》僧慈济、神济，居丹阳普
宁寺，有黑锡丹方，以医名于宣和、政和、建炎、绍
兴间。

黑铅　硫黄各三两，二味熔化，结砂子　舶上茴香　附
子　胡芦巴　破故纸　川楝子肉　肉豆蔻各一两　川巴
戟　木香　沉香各半两

上将砂子研细，余药为末，研匀入碾，自朝至暮，
以黑光色为度，酒糊圆如梧子大，阴干，贮布袋内，
擦令光莹。如丈夫元脏虚冷，真阳不固，三焦不和，
上热下冷，夜梦鬼交，觉来盗汗，面无精光，肌体燥
涩，耳内虚鸣，腰脊疼痛，心气虚乏，精神不宁，饮
食无味，日渐憔悴，膀胱久冷，夜多小便；妇人月事
愈期，血海久冷，恶露不止，赤白带下，及阴毒伤寒，
面青舌卷，阴缩难言，四肢厥冷，不省人事，急用枣
汤吞下一二百圆，即便回阳，命无不活。但是一切冷

疾，盐酒或盐汤空心吞下三四十圆，妇人艾醋汤下。
此药大能调治荣卫，升降阴阳，安和五脏，洒陈六腑，
补损益虚，回阳返阴，功验神圣。

《局方》有肉桂，无巴戟，一方有阳起石。

寿颐按：此丹治肾阴上泛，气虚喘促者，必备之
药。喻嘉言极推重之。凡老人虚人，肾气不固，真阳
无权，浊阴上泛，咳逆频仍，喘不得卧，气不得息者，
非此不治，用之得当，屡奏奇绩。此纳气定逆，镇阴
回阳之无上神丹也。

地黄饮子　　　河间《宣明论》

治喑痱，肾虚弱厥逆，语声不出，足废不用。

熟干地黄　巴戟肉　山茱萸肉　石斛　肉苁蓉<small>酒</small>
<small>浸，焙</small>　附子<small>炮</small>　五味子　官桂　白茯苓　麦门冬　菖
蒲　远志肉<small>各等分</small>

每服三钱。生姜五片，大枣一枚，薄荷七叶，水
煎服。

寿颐按：河间是方，用意极为周密，是治肾脏气
衰，阴阳两脱于下，而浊阴泛溢于上，以致厥逆肢废，
喑不成声。其症必四肢清逆，或冷汗自出，其脉必沉
微欲绝，其舌必滑润淡白，正与肝阳上冒之面赤气粗，
脉弦或大者，绝端相反。〔批〕为地黄饮子补出症情、脉象、舌
苔，辨证最是精密。故以桂、附温肾回阳，萸、戟、苁、
地填补肾阴，麦、味收摄耗散，而又有浊阴上泛之痰

壅，则以菖、远、茯苓之苦温芳香，开泄而镇坠之，庶乎面面俱到。果是肾虚下脱，始为适用，徐洄溪之治验可征。惟引用薄荷七叶，则仍是疏泄外风，终属蛇足。若气升火升之火猝然喑废者，此方万万不可误投，说已见前第一卷中。

资寿解语汤　　喻嘉言

自注：治中风脾缓，舌强不语，半身不遂。

防风　附子炮　天麻　酸枣仁各一钱　羚羊角镑官桂各八分　羌活　甘草各五分

水煎，加竹沥二匙，生姜汁两滴。

嘉言自注，谓此方治风入脾脏、舌强不语之症。至于少阴脉萦舌本，肾虚风入，舌不能言者，则用此方去羌、防，加熟地、何首乌、枸杞子、甘菊花、胡麻仁、天门冬，治之获效云云。

寿颐按：喻氏之论中风，止以为外感之风深入五脏，而绝不知有内动之肝风，所以《法律》中风一篇，方论虽多，全是隔膜，毫不可信。此方连竹沥凡九味，杂乱无章，本是模仿古人诸续命汤而为之，温凉并列，或散或收，亦升亦降，本无义理可寻。其方下所谓中风脾缓，舌强不语，半身不遂云云，其意盖谓脾主四肢，风邪入脾，因为舌强不遂之病，亦是理想之能事，究之无此病情。且"脾缓"二字，尤其向壁杜撰。试问如何缓法？〔批〕喻氏此方主治，所谓中风脾缓，确是杜撰，然中风一门，古今各书所述种种病情，其能免于杜撰者，究有几何？总之，古人不知有气血上菀脑神经之病，遂欲各抒所见，幻为空中楼阁，皆是多事。惟嘉言于此方之后谓少阴肾脉不萦舌本者，以此方去羌、防，加熟地、首乌等，治之获效，则是肾气虚脱之病，故用药与河间地黄饮子相近，而功用略同。然嘉言于此，尚谓是肾虚风入，舌强不语，终误认为外风之直入肾家。不知既是外风，何以方中反去羌、防，既去羌、防，则方中桂、附、熟地、首乌、枸杞诸物，何能祛外入之风，反觉药不对病，岂非仍在五里雾中，痴人说梦！颐录是方，取其加味而去羌、防，有合于肾虚下脱之治，非欲以疗外风之入脾入肾也。然果是肾气下脱，则方中羚角、竹沥，亦所不宜，不若用河间之方为佳。盖嘉言制方之时，早已心烦虑乱，不知所措，固远不如河间之地黄饮子，见病治病，一丝不紊耳。

第四节　潜镇之方

　　卒中之病，今既发明《素问》气血并走于上之真理，则治法自以潜阳降逆收摄其上升之势为第一要务。但读古书续命诸方，一例温散，岂不谓古人之病，必非今人之病，各趋一路，未可强同。然试读《千金》《外台》等书，则潜阳降逆之方，已所在而有，苟非气火上升，则龙骨、牡蛎、石英、石脂诸药，何所用之？爰为选录数方，而申明其真义。可见古人之病，固亦无以异于今人之病；而今人之法，仍是旁搜远绍，祖述古人之法耳。惟古人不肯明言此为内热生风而设，则虽有良方，读者几不能悟其妙用，今为申明之，以冀与人共喻。古人有知，当亦默许。所望善读古书者，能自取材而神其运用，则病家之福也。

风引汤　　《金匮》附方

除热瘫痫。

大黄　干姜　龙骨各四两　桂枝三两　甘草　牡蛎各二两　滑石　石膏　寒水石　赤石脂　白石脂　紫石英各六两

上十二味，杵为散，取三指撮，井花水三升，煮三沸，温服一升。

《千金》作紫石散，治大人风引，小儿惊痫瘛疭，日数十发，医所不疗者。桂枝作桂心，甘草、牡蛎作各三两，余同。

寿颐按：方以风引为名，甚不可解，盖谓病由内风引动耳。宜从《千金》作紫石散。

《外台秘要》作崔氏，疗大人风引，小儿惊痫瘛疭，日数十发，医所不能疗，除热镇心，紫石汤，六石作各八两，余同《千金》。《外台》此方后云，永嘉二年，大人、小儿频行风痫之病，得发例不能言，或发热，半身掣缩，或五六日，或七八日死，张思惟合此散，所疗皆愈。

寿颐按：《金匮》此方，本是后人附入，非仲景所固有。《千金》所录徐嗣伯风眩十方，此其第二。《外台》又作崔氏，可见古人甚重此方，用之者众。方以石药六者为主，而合之龙牡，明明专治内热生风、气火上升之病，清热镇重，收摄浮阳，其意极显。若引《素问》血之与气并走于上而为大厥一条，以此等药物降其气血，岂不针锋相对？《千金》引徐嗣伯说，风眩之病，起于心气不足、胸上蓄实，故有高风面热之所为也。痰热相感而动风，风火相乱则闷瞀，故谓之风眩，大人曰癫，小儿则为痫，其实则一，此方疗治，万无不愈云云，固已专为内热动风、热痰上涌立法。则六朝时人，已知此病之本于内因，初不待河间、丹溪，而始有痰火之论也。惟遍读《千金》《外台》，能发明内热生风者，仅仅有徐嗣伯、许仁则二家，此外绝少同调，而后人读之，亦复不甚注意，几令古人良法泯没无传，医学荒芜，于此可见。〔批〕此六朝时人知有内风内热之明证，读者其当注意。且是方久已附入《金匮》，习医者当亦无人不知。然制方之意，亦皆不能领悟。对此龙牡六石，谁不瞠目而不知所措。则以今本《金匮》此方之下，止有"除热瘫痫"四字，语焉不详，何能识得此中微蕴？其亦知《千金方》中，说之固极详晰耶。此古书之所以不可不考也。惟此方既已专用潜镇清热为治，则风是内动之肝风，且是蕴隆之风火，确然无疑，而方中犹杂以姜、桂二味，究属不类，临证之时，必宜去此二味，而加以开痰泄化之品，则完善矣。

张文仲疗诸风·寒水石煮散方　　《外台》

寒水石　石膏　滑石　白石脂　龙骨各八两　桂心
甘草炙　牡蛎熬,各三两　赤石脂　干姜　大黄各四两
犀角屑一两

上十二味捣筛，以水一升，煮五六沸，内方寸一匕药，煮七八沸，澄清顿服。

寿颐按：此方即上方去石英而加犀角，更可见此类潜镇清热之法，固亦已大行于当时。再加犀角者，谓非治内热之病而何？则方中仍用桂心、干姜者，终觉不甚纯粹，以治内热生风，必不可用。且犀角专清心家之热，以治肝火内风，宜易羚角。方下"内方寸一匕药"之"内"字，读如"纳"。

《广济》疗风痫猝倒呕沫无省觉方　　《外台》

麻黄去节　大黄　牡蛎　黄芩各四两　寒水石　白
石脂　石膏　赤石脂　紫石英　滑石各八两　人参　桂
心各二两　蛇蜕皮炙,一两　龙齿研,六两　甘草炙,三两

上十五味，捣筛为散，八两一薄（**颐按**：一薄盖即一服。），以绢袋盛散药，用水一升五合，煮取一薄，取七合，绞去滓，顿服之。

寿颐按：此方仍是前方之加味，去干姜而更加黄

芩，则治内热生风尤为明了。而方中仍有麻黄、桂心者，终不脱古人续命治风之习惯耳。然以治内热生风，麻、桂必不可不除也。

《广济》疗风邪狂乱失心·安神定志方　《外台》

金银薄<small>各一百和合</small>　石膏　龙齿　铁精　地骨白皮　茯神　黄芩　生干地黄　升麻　茯苓　玄参　人参<small>各八分</small>　虎睛<small>一具，微炙</small>　牛黄　生姜屑<small>各四分</small>　麦门冬<small>十分，去心</small>　枳实<small>炙</small>　甘草<small>炙</small>　萎蕤　芍药<small>各六分</small>　远志<small>去心</small>　柏子仁　白鲜皮<small>各五分</small>

上二十四味捣筛，以蜜和为丸，食后少时，煮生枸杞根汁，服如梧桐子二十丸，日二服，渐加至三十丸。

寿颐按：古人以二十四铢为两，以六铢为一分。此非唐宋以后，十分为一钱之分，或曰六铢为一分之分，当读如"份"。

寿颐按：风邪而狂乱失心，即气血上冲，脑神经失其知觉之病。虽曰风邪，亦内动之风阳也。《广济》此方，用金银薄、铁精、石膏、龙齿诸药，正是潜阳镇逆之妙用，使气血安定而不上冲，则脑神经之功用自复，其余清热养液，化痰育阴，无不近情。而方中不犯一味温燥疏散，尤其切合病情。惟升麻挟升腾之性，微有可议，拟易以天麻，厚重而可以息风，更为切近，其生姜亦可去之。

崔氏疗风邪虚悸恍惚悲伤或梦寐不安·镇心汤方　《外台》

茯神　半夏_洗　生姜_{各四两}　羚羊角_屑　当归　人参　防风　芎藭　杏仁_{去皮、尖}　桔梗_{各二两}　龙齿　石膏_{各三两}　防己　桂心_{各一两半}　竹沥_{一升}

上十五味，以水一斗，煮减半，内竹沥，煮取二升八合，去滓，分温三服。

寿颐按：此亦神经之病，方亦潜镇之法，而清热化痰，其旨极显。生姜与半夏同用，即以解半夏之毒，盖古人尚未有制半夏之法也。惟桂心终是不类，必宜去之，防风、芎藭亦有可议。

《千金》风癫方

方见《外台》，注曰出第十四卷，而今本《千金方》第十四卷中未见此方。

茯神　白龙骨　龙齿　龙角　龙胆　蔓青子①　铁精　干姜_{各十分}　人参　远志_{去心}　黄连　大黄_{各八分}　芎藭　白芷　黄芩　当归_{各六分}　桂心_{去皮，五分}

上十七味，末之，蜜和丸，汤服十五丸，如梧子大，日二，稍稍加之，以知为度。（**寿颐按**：龙角今所不用，而《外台》第十五卷两见之，盖亦龙骨、龙

---

①　蔓青子：即蔓荆子。

齿之类也。）

寿颐按：此方以龙齿、龙骨、龙角、铁精为主，其镇逆之力甚厚，且合以三黄，其治内风内热尤为明了，乃方中仍有桂心、干姜者，真是古人之习惯矣。

崔氏疗热风惊掣心忪恐悸风邪狂叫妄走极效方　《外台》

〔批〕所疗热风惊掣心忪恐悸，无非脑经失其知觉，而曰风邪，古人之愚不可及。

茯神三两　杏仁三两，去皮、尖、两仁　升麻　白鲜皮　沙参各二两　龙齿六两　寒水石一斤，碎　石膏二十两，碎　生麦门冬去心，四两

上九味，以水一斗二升，煎取三升，去滓，分温为三服，相去如人行十里许。若甚者，减水二升，内竹沥三升，先用水煮九沸，然后内竹沥，煮取三升，服如上法。

寿颐按：此方重用龙齿、寒水石、石膏，清热镇坠之力尤专，以治气血并走于上更佳。且方中不杂温药一味，又古方之不可多得者。但升麻可商，颐意必以天麻易之。

张文仲疗诸风煮散方　　《外台》

茯神六两　防风　牛膝　枳实炙　防己　秦艽　玄参　芍药　黄芪　白鲜皮　泽泻　独活　人参各四两

桂心三两　五味子一升，碎　薏苡仁一升，碎　麦门冬一两，去心　羚羊角二枚，屑　石膏一斤，碎　甘草三两，炙　磁石二十四两

上二十一味，切，分作二十四帖，每日取一帖，著杏仁十四枚，去皮尖、两仁者，碎，以水三升，煮取一升，去滓，空腹顿服。

寿颐按：此方以磁石、石膏为君，确是重以镇怯、摄纳浮阳之意，则所谓治诸风者，明明内动之风，而非外感之风矣。羚角、玄参、芍药、五味、麦冬，凉润敛阴，又无一非为肝阳上浮者立法，岂非与续命等方之专主温辛疏表者各异其趣？但本方犹有桂心、防风、独活数者，则仍与外风之方浑熔于一炉之中，不可不谓上方之未尽精密者也。

五石汤　《千金》

治产后卒中风，口噤，倒闷吐沫，瘛疭，眩冒不知人。

紫石英三两　钟乳　赤石脂　石膏　白石英　牡蛎人参　黄芩　白术　甘草　瓜蒌根　芎劳　桂心　防己　当归　干姜各二两　独活三两　葛根四两

上十八味，末五石，咬咀①诸药，以水一斗四升，煮取三升半，分五服，日三夜二。

---

① 咬咀：炮制方法，将药物切碎。

171

一方有滑石、寒水石各二两，枣二十枚。

寿颐按：此方以五石为君，明是潜阳镇逆之意，而黄芩、萎根、葛根、人参、甘草，又皆清热养阴之品，则所谓治产后中风、口噤倒闷等症者，岂非血去阴伤、肝阳暴动、内热生风之病？是与古方之豆淋酒、独活紫汤等法专治外感风邪而痉厥瘛疭者不同。惟方中仍有桂心、干姜，则不脱当时惯用温药之套法。此自古方之成例使然，善学古人者，必不可不知所变化也。

铁精汤　《千金》

治三阴三阳厥逆，寒食，胸胁支满，病不能言，气满，胸中急，肩息，四肢时寒热，不遂，喘悸烦乱，吸吸少气，言辄飞飏虚损方。

寿颐按："支满"之"支"，读为"搘"，是"搘撑"之意。

黄铁三十斤，以流水八斗扬之三千遍，以炭烧铁令赤，投流水复烧七遍，如此澄清，取汁二斗煮药　人参三两　半夏　麦门冬各一斤　白薇　黄芩　甘草　芍药各四两　石膏五两　生姜二两　大枣四十枚

上十味，哎咀，内前汁中，煮取六升，服一升，日三服，两日令尽。

寿颐按：此方以铁精为主，重以镇逆，可见其所谓治厥逆者，即是《素问》所谓血气并走于上之大厥

也。胸胁撑满、气满、胸中急、肩息（肩息者，喘息抬肩，气之上奔也）、喘悸烦乱、吸吸少气，皆气逆壅塞、有升无降之候。病不能言，言辄飞扬，则大气涣亡，神情瞀乱，无一非内风暴动、火升痰升之证。故以铁落镇坠，姜、夏开痰，薇、芍、膏、芩清热摄纳，立方法度，极合时宜。假令方中止此数味，则以治肝阳厥逆，岂不吻合？惟参、麦、甘、枣，厚腻滋填，未尽纯粹。而方下乃谓治三阴三阳厥逆，则开口已含糊不切，令人莫名其妙。而"寒食"二字，尤其文不对题，药不对证。此是古书之必不可泥，而亦必不当信者。惟在善读书者能自化裁，信其所可信，而疑其所可疑，然后可集古人之长，而亦不为古人所误，乃为有根底有识力，而其学始有实用。昔贤尝谓用古方以治今病，譬如折旧料以建新屋，终有大小长短之不齐，不经匠氏斧斤，何能处处合拍，学者岂可不知此理？然而难言之矣。

真珠母圆　《本事方》

治肝经内虚，内受风邪，卧则魂散而不守，状若惊悸。

真珠母三两，研细同碾　熟干地黄　当归各一两半　人参　柏子仁　酸枣仁各一两　云茯神　暹罗犀角　龙齿　海南沉香忌火，各半两

上为细末，炼蜜为丸，如梧子大，辰砂为衣，每

服四五十圆，金银薄荷汤送下，日午夜卧服。

寿颐按： 方下云金银薄荷汤下，盖以金银之重，镇定肝阳，取金能平木之意。然引用薄荷，是仍以为外风矣。详此方主义，本以镇定其内动之风阳，与薄荷之疏散外风者，殊属矛盾。或曰当作金银薄，盖传写者衍一"荷"字。金银薄者，即今之金箔、银箔，古书本有作"薄"字者，其说甚为合理。然颐谓叔微既以为内受风邪，则其意尚认是外风，恐叔微未必不用薄荷。然以此方专治内风，则薄荷不必加也。

许叔微曰： 绍兴癸丑，予待次四明，有董生者，患神气不宁，每卧则魂飞扬，觉身在床，而神魂离体，惊悸多魇，通夕无寐。予为诊视曰，肝经受邪，非心病也。〔批〕内虚之病，不当谓之受邪，许氏之言，本有未妥。肝经因虚，邪气袭之。肝藏魂者也，游魂为变，是以卧则魂飞扬，若离其体。肝主怒，故少怒则剧。予处此方以赠，服一月而病除。此方以真珠母为君，龙齿佐之，真珠母入肝经为第一，龙齿与肝同类，故能安魂。（节录）

寿颐按： 此方治肝风，是专治肝阳自动之风，珠母、龙齿沉重潜扬，其色青，故专于平肝降逆。许氏以此方列为中风门之第一方，盖亦知是病之为内因，非潜镇清热不可。枣、柏、茯神，清养摄纳，辅佐亦最得力，参、归、熟地，则为滋养阴虚者设法。苟无热痰上壅，是为培本上策。惟犀角专清心火，凡治肝热动风，宜易羚角。此方大旨，本以镇摄内动之风阳。然古人虽用清热之法，而立论总以为外邪入脏，殊失真相。方下所谓肝经因虚，内受风邪，虽曰内受，而既以为受邪，则其邪仍是外来之风邪，是有语病。拟为僭易之曰：治肝阴内虚，风阳自动，则内风为病，庶几明了。而方中所用各药，乃皆亲切有味矣。近世平肝息风之法，知有珍珠母者，实自叔微此方开其端，是不可以不录。

薯蓣圆　《本事方》

薯蓣　人参　沙参　远志　防风　真珠母　紫石英研，水飞　茯神　虎骨各一两　虎睛一对，二味须真者　龙齿　华阴细辛　石菖蒲　五味子　丹参各一两

上细末，炼蜜为圆，梧子大，每服三十圆至五十圆，金银薄荷汤下，食后临卧服。〔批〕食后服药，盖谓俟其食渐消化，而后服药，庶乎药力专一，非谓午食之后，即以药进也。方书有所谓食远服者，即是此意。若午药即食，午食即药，皆非良法，说见后文。

许叔微曰：元符中，一宗人得疾，逾年不差，谒医于王思和绎。思和具脉状云：病因惊恐，肝脏为邪，其病时头眩，瘛疭搐掣，心包伏涎，久之则害脾气。要当平肝气使归经，则脾不受克。以热药治之，则风愈甚；以冷药治之，则气已虚。今用中和温药，抑肝补脾，渐可安愈。服此方及续断圆、独活散，一月而愈。（节录）（续断圆、独活散二方，俱见《本事》第一卷，今不录。）

寿颐按：此亦治内动之风，珠母、龙齿、石英，皆潜阳息风之主；人参、山药，所以扶脾，防肝气之来侮；菖、远、茯神，开痰涤涎，皆是古法；虎骨、虎睛，则古人之意，谓虎啸而风生，用其睛、骨，盖亦镇定风阳之理，然温而能动，恐未必有验，今亦未闻有用之者；若细辛、防风，则仍是古人之学理也。

辰砂远志圆　《本事方》

安神镇心，治惊悸，消风痰，止眩晕。

石菖蒲　远志　人参　茯神　川芎　山芋　铁粉　麦门冬　天麻　半夏曲　天南星剉如骰子大，麸炒黄　白附子生，各一两　细辛　辰砂各半两

上为细末，生姜五两，捣取汁，和水煮糊，圆如绿豆大，别以朱砂为衣，阴干，每服二十粒，夜卧生姜汤送下，小儿减半服。

许叔微曰：铁粉非但化涎镇心，至如摧抑肝邪，其效特异。若多患怒，肝邪太盛，铁粉能制服之。《素问》云：阳厥狂怒，治以铁落饮，金制木也。

寿颐按：此方镇逆化痰，无甚妙蕴。惟用铁粉，其物甚新。但不知如何粉法，似不如《千金》铁精汤之纯粹无弊。姑录之，以备一说。

第五节　化痰之方

内风上扰，多挟胸中固有之浊痰，随气而涌，所以古今之治此证者，无不参用化痰之药。惟古方之治痰者甚多，大部复叠加减，无甚深意。兹选录数法，以备择用，皆各有一义者也。

枕中方　《千金》

常服令人大聪。《千金翼》名为孔子枕中散，鳖甲作龟甲。

鳖甲　龙骨　菖蒲　远志

四味等分，酒服方寸匕，日三。

寿颐按：此方以龙骨、鳖甲潜阳息风，菖蒲、远志开痰泄降，古人虽以为养阴清心、聪耳明目之方，实则潜藏其泛滥之虚阳，泄化其逆上之痰浊，则心神自安，而智慧自益。颐窃谓借治肝风内动、挟痰上升之证，必以此方首屈一指。考《本草经》，菖蒲辛温，主治湿痹，远志苦温，主治咳逆，一以辛散而开其湿痰之痹著，一以苦降而定其逆上之痰涎，则气自顺而壅自开，气血不复上菀，庶乎风波大定，神志清明，此菖蒲、远志之大功用也。〔批〕《千金》此方，本非治内热痰壅之中风，然一经说明，则借治此病，正是丝丝入扣，可悟活用古方之法，岂可与刻舟求剑者同日而语？《千金》又有治多忘令人不忘方，用菖蒲、远志、茯苓、茯神、人参五味，而远志独用七分，参、苓、神各五分，菖蒲二分。盖人之多忘恍惚，无非停痰积湿，蒙蔽性灵，《千金》方以远志为君，其意可见。〔批〕阐明远志之功用，不独时医所未知，而亦古今本草未言之奥义也。今东瀛人以此物为化痰健将，本是吾邦古学，而近人止以为能开心窍，不知其开窍之力即在化痰，是知其然而不知其所以然，遂有不敢重任之意。药理真诠，久在迷惘之中，可为长叹。又《千金》及《翼方》皆有定志小丸，其药即菖、远、参、苓四味，而《翼方》又有镇心省睡益智一方，则远志、益智子、菖蒲三味也。后人又有转舌膏一方，谓治中风瘾疢、舌蹇不语，方即凉膈散加菖蒲、远志，仍是清热开痰之法。又有二丹丸，谓治风邪健忘，养神定志和血，内安心神，外华腠理，得睡，方即《千金》之定志小丸。如丹参、熟地、二冬、朱砂、甘草，虽以养阴清热为主，而以菖、远化痰，不失《千金》旧法。然方下竟谓其治风邪健忘，则又以为外邪，恐非制方之本旨。喻嘉言乃谓中风证，心神一虚，百骸无主，风邪扰乱，莫由驱之使出。嘉言之意，岂欲以清热化痰之药，驱出外感之风邪耶？是亦误认内风为外邪耳！盖外风内风之辨，嘉言固终身在梦梦中也。

星香汤　《易简方》

治中风痰涎潮塞，不省人事，服热不得者。

南星_{三钱}　木香_{半钱}　生姜_{十片}

水煎服，无时。

寿颐按： 此方以南星、生姜化痰，木香行气，是专治其痰气之壅逆也。方下谓服热不得，固明言其为内热所生之风矣。

省风汤　　《局方》

治卒中口噤不能言，口眼㖞斜，筋脉抽掣，风痰壅盛。

陈胆星_{一钱五分}　防风_{一钱}　生半夏　黄芩　生甘草_{各七分半}

寿颐按： 此方胆星为君，而合半夏、黄芩，以治痰为主，清热为辅，则所谓风痰壅盛，亦是内动之风。痰涎上涌，清热化痰，其法甚善。然方中仍用防风，则又误认为外风矣。

大省风汤　　《局方》

治卒中痰逆呕泄，脉沉厥冷。

陈胆星_{二钱}　防风　独活　生附子_{各一钱}　全蝎　生甘草_{各五分}

张石顽曰：此即省风汤去半夏、黄芩，加独活、附子、全蝎，二方虽分寒热主治，然必用生姜十片，以开发风痰，不可减也。

寿颐按： 此方用生附子，是为浊阴上涌、真阳欲脱者立法。方下所谓痰逆呕泄，脉沉厥冷，其症可见。然此是阳气之暴亡，于法宜用参附，甚者则三生饮加人参，此方力量，尚嫌不及。且此证之风，明是虚风内动，防风、独活，辛温泄散，适以速其暴脱，而古人用之，皆误认外风之故也。蝎是毒虫，走窜甚迅，古人用以作搜风之药，亦惟感受山岚瘴毒，如大麻风之类，尚有意义可寻。然毒入胃肠，终非良法，此等方剂，甚不足持。惟古人既有此法，学者亦当明知其功用何若。姑录之而明辨之，俾知瑕瑜互见，欲用成法者，必不可不知裁酌之道。石顽所谓必用生姜十片以开发风痰，则仍是治疗外风之意耳。

正舌散

治惊痰堵塞窍隧，肝热生风，舌强不正。

蝎尾_{去毒，滚醋泡，炒，三钱}　茯苓_{一两，姜汁拌晒}

为散，每服二钱，温酒调服，并擦牙龈，日三度。面赤倍蝎尾，加薄荷半两，每服四钱，水煎热服，取汗效。

寿颐按：痰壅舌塞，皆肝阳上激脑神经之病，镇肝潜阳，其效立见。蝎尾走窜迅速，古人所谓主搜索经络之邪风，颐谓恐与气火升浮、激动脑经之旨不合。乃此方明谓其肝热生风，而痰塞窍隧，舌强不正，确是古人已有成效之方剂，其理何在？盖此方止用其尾，专于下达，则开痰降逆，正赖其迅利之力。观其方后云，面赤者倍加蝎尾，岂非阳气上浮之证？而以其尾之下行者利导之，亦与镇逆潜阳之意暗合，且已去其毒，而用醋制，又隐隐有收摄浮阳之法，所以自有效力。并用以擦牙者，则走窜能开，而又酸以抑木，且可为痰壅喉关之夺门上将，此则古人制方之妙用，而未经道破者也。〔批〕推敲古人制方之意，能如此曲曲传神，而真有至情至理，不致穿凿附会、走入魔道者，即在古人书中，亦自不可多得。惟温酒调服，及加薄荷水煎，热服取汗，则又未免误认外风矣。

二陈汤　《局方》

治脾胃痰湿。

半夏姜制，二钱半　茯苓二钱　陈皮去白，一钱　甘草炙，一钱　生姜三片

上五味，水煎，空心温服。原方有乌梅肉，今多不用，去之。

寿颐按：此治痰通用之方。虽曰半夏燥津，专治湿痰，然痰之生也，皆本于脾胃湿滞，凡所谓燥痰者，皆病久之化，非痰生于燥也。固此为痰饮家通用之主方，凡治一切痰病，无不本此。

温胆汤

治心胆虚怯，触事易惊，多汗不寐，短气乏力，皆由寒涎沃胆所致。

即二陈汤加枳实、竹茹。

导痰汤

治湿痰内外壅盛。
即二陈汤加南星、枳实。

涤痰汤

治类中风痰迷心窍，舌强不能言。
即导痰汤加菖蒲、人参、竹茹。

寿颐按：胆怯易惊，是痰涎内盛，古人谓之寒涎沃胆者，以痰涎为浊阴所凝结，因谓之寒，非真寒也。是以方名温胆，而并无一味温药，导痰涤痰，大旨相近，皆最适用之成方也。

青州白丸子

治风痰壅盛，呕吐涎沫，手足瘫痪，及小儿惊风。

白附子二两，生用　半夏七两，水浸，去衣，生用　南星二两，生用　川乌去皮脐，五钱，生用

上为末，绢袋盛于井花水内，澄出粉，未出者揉令出，渣再磨再澄，用磁盆日中曝，夜露，每日一换新水，搅而澄之，春五、夏三、秋七、冬十日，去水曝干如玉片，以糯米粉作稀糊，丸如绿豆大，每服二十丸，生姜汤下，无时。如瘫痪，酒下；小儿惊风，薄荷汤下三五丸。

喻嘉言曰：此方治风痰之上药，然虽经制炼，温性犹存，热痰迷窍，非所宜施。

寿颐按：此方本用青州范公泉之水澄粉，故方以地名，如阿胶之类。取水性之沉重者，以开痰降浊；乌附星夏，皆用其生，而澄浸去毒，又是制炼之一法。然本性犹存，诚如嘉言之论，要知制方之意，必为阴霾猝乘、真阳欲亡者立法，犹之三生饮，而其毒稍减，其性较和，虽曰专治风痰，须知风非外风，而痰是寒痰，本非通治热痰之剂。用生姜汤下者，仍是为星夏乌附解毒之计，初非欲以疏泄外感风寒。若曰瘫痪酒下，则苟是肝阳，温以济温，殊非良法。而小儿惊风，尤多肝火上壅，更非所宜，乃用薄荷汤下，是又以为外感之风，而欲其疏泄，甚非立方之旨。惟中气虚寒之慢脾风，其痰上塞，或可用此。然证已濒危，恐亦无济。而更取薄荷泄散以为导引，尤为悖乱。此欲用古方者，所宜细心探讨，而必不可人云亦云者也。

指迷茯苓丸

治中脘留伏痰饮，臂痛难举，手足不能转移，背上凛凛恶寒。

半夏曲二两　茯苓一两　枳壳　风化硝各半两

姜汁打神曲，糊丸梧子大，每服三五十丸，淡姜汤下。

寿颐按：此方为中都留饮，而经隧不利者立法。

荡涤其垢腻，则机轴自灵，本非治肢节痹著之病，又为治痰饮者，别出一副机轴。

控涎丹

治胁下痰积作痛。

甘遂　大戟　白芥子

等分为末，曲糊丸，姜汤下十五丸至二十丸。

寿颐按：此攻逐痰涎之峻剂，古书主治，谓忽患胸背腰胯手脚痛不可忍，牵连筋骨，坐卧不宁，走移无定，是痰涎伏在胸膈上下，变为此病。或头重不可举，或神志昏倦，多睡，或饮食无味，痰唾稠黏，口角流涎，卧则喉中有声，手脚肿痹，疑是瘫痪，但服此药数服，其病如失云云。是即痰塞中州，气逆上壅，神经不用之证，故有以上诸恙，忽然而起。〔批〕"忽然而起"四字，最宜着眼，是脑神经病也。古人立法，不治其肢节之痹痛，而专逐其痰涎，剿破巢穴，去其凭依，则机关自利，正是手眼之独高处，与指迷茯苓丸用意同而用药更猛，当随其缓急轻重而择用之。张石顽谓形盛色苍、气壮脉实之人，有以上诸症者宜之，后以六君调补。若气虚皎白、大便不实、小便清利者误服之，则不旋踵而告变矣。

礞石滚痰丸　　王隐君《养生主论》

治顽痰积滞。

青礞石一两　沉香五钱　大黄酒蒸熟，切，晒　黄芩各
八两

上礞石打碎，用焰硝一两，同入瓦罐，泥固，火
锻，石色如金为度，研末和诸药，水丸梧子大，白汤
食后服。人壮气实者，可至百丸，当下痰积恶物。

寿颐按：顽痰痼枳，非攻不可，王隐君专以此方
见长，读其治案，未免恃之太偏，言之过甚。然果有
实滞，亦不能不用此法。惟痰之与饮，病情不同，饮
是清稀之涎，属于寒化，攻饮者宜茯苓丸、控涎丹之
类；痰是凝厚之质，属于火化，攻痰者宜此方，亦不
可混同论治者也。

贝母瓜蒌散

治肥人中风，口眼㖞斜，手足麻木，左右俱作
痰治。

贝母　瓜蒌　南星泡　荆芥　防风　羌活　黄柏
黄芩　黄连　白术　陈皮　半夏汤泡七次　薄荷　甘草
炙　威灵仙　天花粉各等分

加生姜，煎。

喻嘉言曰：中风证多挟热痰，而肥人复素有痰，
不论左右，俱作痰治是矣。但肥人多虚风，瘦人多实
火，虚风宜用甘寒一派，如竹沥、人参、麦冬、生地、
生葛汁、生梨汁、石膏、瓜蒌、玉竹、胡麻仁等药。
〔批〕瘦人多火是矣。然肥人亦多有痰热，不可概以为虚而投滋腻，是当

以脉症辨之。此方三黄并用，可治瘦人实火，而不宜于肥人虚风。存之以备实火生风生热之选。

寿颐按：中风而手足麻木，甚至瘫痪不用，皆痰热上乘神经为病，丹溪左气右血，本是空言。此方以清热泄痰为主，谓不论左右，皆作痰治，是能独抒己见，不为古书束缚，识力固自有真。究之此证之风，纯由痰热生风，初非外感，必不当参用外风之药，模棱两可。而方中犹有荆薄羌防，则亦未能免俗。乃喻氏且谓中风证多挟痰热，则其意固谓以外风而兼痰热者也，是不可以不辨。

第六节　顺气之方

乌药顺气散　　《局方》

治暴中风气攻注，遍身麻痹，语言謇涩，口眼㖞斜，喉中气塞有痰声者。

麻黄去根节，泡　橘皮　乌药各二两　僵蚕炒　川芎　枳壳　甘草炙　白芷　桔梗各一两　干姜炮，五钱

上十味为散，每服半两，加姜、枣煎。

寿颐按：内风暴动，皆痰与气之上逆，治此者必以降其逆气为要务。此方以顺气为名，其义甚善。乌药、陈皮、枳壳、桔梗，皆行气散结之用，而陈皮化痰，僵蚕定风，尤有深意。惟芎、芷上行，麻黄散表，不合内风之用，而古人必杂以此类药物者，其意终谓

风自外来也。

八味顺气散　　严用和

凡患中风者,先服此顺养真气,次进治风药。

人参　白术　茯苓　陈皮　青皮　台州乌药　香
白芷各一两　甘草半两

上㕮咀,每服三钱,水煎,温服。

寿颐按:此方为正虚而痰气上逆者立法,故用四
君加以行气之药。严氏谓内因七情而得者,法当调气,
不当治风,其意以为七情气逆,皆属正虚,故必以参
术甘苓,先扶其正。方下所谓先服此以顺养正气者,
其意未尝不善,而岂知痰壅气升之时,已是实证,参
甘白术,反增满闷,且白芷芳香,上升颇猛。既谓不
当治风,则此物已是矛盾。总之,汉唐以下,对于此
病,皆在五里雾中,所立方法,本无一完善可用之剂,
是当为古人曲谅者。严又谓外因六淫而得者,亦当先
调气,后以所感六气治之,方下亦谓次进治气药,皆
是隔膜,不必求全责备。

匀气散　　《良方》

治中风半身不遂,口眼㖞斜。

白术　乌药　人参　天麻各一钱　沉香　青皮　白
芷　木瓜　紫苏　甘草各五分

加姜煎。

寿颐按：此方与前方大旨无甚区别，虽参术甘草，尚嫌补塞，痰壅者必非所宜。惟乌沉青皮，皆能宣泄气滞，而天麻、木瓜，有摄纳之力，最是切合。要知此证，纯是内因之气火上逆，与外感风邪绝无关系。是以方中不杂羌、独、荆、防一味，较之《局方》之用麻黄者，尤为纯粹无疵。惟白芷、紫苏，微嫌升散，差有可议。若易以枳实、苏梗，则于顺降之旨更无间然。不谓喻嘉言录入《医门法律》，乃谓身内之气有通无壅，则外风自不能久居，而易于解散。则制方之人，本不为外风而设，何以作注解者，必欲勉强牵合外风一途，真是援儒入墨伎俩！然而立方之旨，已是点金成铁，可为一叹。学者于此等界限，必不可不体会清楚，否则作茧自缚，永无辨别淄绳之日矣。〔批〕古人有用之佳方，为注解者点金成铁，亦复何限！惜不易得如此之手笔，一一而纠正之。

第七节　清热之方

中风证治，但读古书续命诸方，每谓古人皆为外感寒风设法，宁不与肝风自煽、气血上菀之旨背道而驰？然细绎《千金》《外台》二书，则凉润之剂，亦所恒有，已可见内热生风之证，本是古今所同。而如许仁则之论内风，尤其剀切详明，大开觉悟，固不待河间、丹溪，而始知其为内因也。惜乎末学浅近自安，不求博览，遂令古人良法几若无闻，以此谈医，能无弇陋？兹录凉润清热之剂，列为一类，可知续命一派，本是一偏之见，必不可以疗治内因之风，而学者欲为切实有用之学，又安可摈绝古书，束之高阁耶？〔批〕古书固不可不读，然医界中能读古书之人，已恐不可多得。若能于古书之中择善而从，自具只眼，苟非真识学、真阅历，亦复谈何容易。奈何不学无术之流，偏喜借此一门，以为谋生捷径，此洄溪老人所以有行医之叹也。

生葛根三味汤　　《外台》　引许仁则疗诸风病方

原文曰：此病多途，有失音不得语，精神如醉人，手足俱不得运用者；有能言语，手足不废，精神恍惚，不能对人者；有不能言语，手足废，精神昏乱者；有言语、手足、精神俱不异平常，而发作有时，每发即狂浪言语，高声大叫，得定之后，都不自省者；有发则狂走叫唤者；有发则作牛羊禽兽声，醒后不自觉者；有发即头旋目眩，头痛眼花，心闷辄吐，经久方定者；有每发头痛流汗，不能自胜举者。此等诸风，形候虽别，寻其源也，俱失于养生。本气既赢，偏有所损，或以男女，或以饮食，或以思虑，或以劳役，既极于事，能无败乎！当量已所伤而舍割之，静养息事，兼助以药物，亦有可复之理。风有因饮酒过节，不能言语，手足不遂，精神昏恍，得病经一两日，宜服此方。

生葛根一挺，长一尺，径三寸　生姜汁一合　竹沥二大升

寿颐按：权量之制，皆古小而今大。隋以前之一

两、一升，大率当唐以后三分之一。唐世通用之权量，固已皆大，惟药剂犹用古法，所以唐世药方，其分量大约与古方相近，此唐人所以有大称、小称之名也。然药剂中或有用当时之权量者，则加"大"字以别之，如此方所谓"二大升"，是其例矣。

上药取生葛根洗刷，捣极碎，榨取汁令尽，又捣，即以竹沥洒，再榨取汁，汁尽又捣，不限遍数，以葛根粉汁尽为度，和生姜汁，棉滤之，细细温服。

附：千金竹沥汤

治四肢不收，心神恍惚，不知人，不能言方。

竹沥二升　生葛汁一升　生姜汁三合

上三味，相和，温暖，分三服，平旦、日晡、夜各一服。

寿颐按：竹沥、生葛，皆凉润以清内热，姜汁以化痰壅，且以监制竹沥、葛汁之过于寒凉。读许氏之论，谓失于养生，是即河间水不制火之旨。所述失音不语、精神如醉、手足不用诸症，岂非《金匮》之所谓不遂、不仁、不识人、舌难言？而许氏能知其病由内因，药主凉润，岂得谓古人之治中风者，止有续命汤一法？许氏此论，岂不较之《金匮》切近病情？惟近人多见《金匮》，少见《外台》，遂不知有此议论耳。〔批〕《外台》《千金》是汉魏六朝医方之渊薮，习医者皆不可不一问津，但终是类书体例，瑕瑜互见，不可尽信耳。此方虽未及潜降一层，以治气血上菀，冲激脑经，或未遽有捷效，然柔润清势，亦未尝不可少杀其冲激之势。《千金》亦用此方，以治肢体不收、神情恍惚及不识不言之症，更可见内热生风之病，本是古人所恒有，而似此清热凉润之方，又是六朝隋唐通用之治法。后之学者，慎弗徒执《金匮》寒虚相搏邪在皮肤一节，而止知有外邪之中风也。

寿颐又按：葛根气味俱薄，能鼓舞胃气，升举清阳，发泄肌表，故为伤寒阳明经主药。仲景桂枝加葛根汤，治太阳病项背强，汗出恶风，是风寒入络、经隧不利之病，则葛根有通络散邪之功也。葛根汤治项背强，无汗恶风，则葛根为升阳泄表之用也。葛根汤又治太阳阳明合病，自下利，葛根黄芩黄连汤治太阳病误下而利遂不止，是葛根能升举脾胃下陷之清阳也。〔批〕证之于古。葛根功用，观此数方之主治，已可得其神髓。下逮六朝，则有用鲜葛根捣汁以治胃热者，是以《名医别录》有生根汁大寒之说，而《本草经》亦有主呕吐一条，似又为清胃定呕之用。然使果能定呕止逆，则必与升举脾胃清阳一层自相矛盾，亦即与治二阳合病下利一条枘凿不合。今治麻疹不透、面部不发者，恒用干葛根三五分，和入泄表开肺队中，一剂即能透出，是其上升胃气极为迅速之明证。〔批〕验之于今。而用之过当，则为头痛、巅顶痛、夜不成寐。若其人本有痰涎而胸满泛恶者，误服干葛，必呕吐不已，则升阳而引动胃家逆气，为害不小。盖葛根上升至捷，殊觉古人以治呕逆，必不稳惬，虽曰鲜者捣汁，凉润可以下行，当与干者有间。须知利于清气之下陷者，必不利于浊气之上逆。《外台》《千金》以此方治诸风，为内热而设，其时未知是气血上升为病，用之以清胃热，固是古人常法。然今既悟彻气血上菀之理，则葛根挟上升之性，必非此病针对之药，不可尽信古书，率尔效颦，反以贻害。盖凡用一药，皆不可不细心体会，而深知其实在之利弊也。近贤王孟英辈，论温热之病，忌表忌升，于柴、葛二药，恨于切齿，畏如砒鸩，虽有时未免言之太甚，然轻率用之，贻祸甚巨，升散发表之偾事，固非陶节庵辈所能知也。〔批〕每用一药，而能如是体会研求，医学哪有不昌明之理？然心粗气浮之流，必不可以语此。

生地黄煎　　《千金》

治热风心烦闷，及脾胃间热，食不下方。

生地黄汁　枸杞根汁各二升　生姜汁　酥各三升　荆沥　竹沥各五升　天冬　人参各八两　茯苓六两　大黄栀子仁各四两

上十一味，捣筛五物为散，先煮地黄等汁成煎，次内散药搅和，服一匕，日再，渐加至三匕，觉利减之。

《医门法律》引此方，生地汁、杞汁作各五升，姜汁、酥作各一升，姜汁较少，似为合法，俟更考之。

寿颐按：热风而心烦闷，明是内热所生之风，脾胃内热，而致不能食，则壅塞甚矣。故于凉润队中，加大黄以泄其积热，又是一法。方中冬、地、人参养阴润燥，于燥热之证为宜。若有痰壅，不可混用。生姜汁殊嫌太多，宜减去十之九。

积热风方　《千金》

地骨皮　萎蕤　丹参　黄芪　麦冬　泽泻各三两
清蜜　姜汁各一合　生地汁二升

上九味，以水六升，煮六味，取二升，去滓，内生地汁，更缓火煮减一升，内蜜及姜汁，又煮一沸，药成，温服三合，日再。

寿颐按：风病而日积热，则热自内积，风自内动，岂不了然？选药全用甘寒，无非为阴虚于下、阳浮于上、内热生风者设法。此亦古方，而病情药理如是，岂得谓古之中风皆外来之寒风耶！

排风汤　《千金》

治诸毒风邪气所中，口噤闷绝，不识人及身体疼痛，面目手足暴肿者。

犀角　贝子①　羚羊角　升麻各一两

---

① 贝子：即白贝。

上四味为散，以水二升半，内四方寸匕，煮取一升，去滓，服五合。

寿颐按： 方下所谓口噤闷绝、不识人、身体疼痛等症，固是肝风暴动，上冲入脑，神经不用之病。药用犀、羚、贝子，平肝潜阳，清热息风，而兼镇逆，以治内风，皆是吻合，必有捷效。可知制方之意，固亦见到内热生风，是以投此三物。然方下乃谓诸毒风邪气所中，则仍误认为外来之风邪。夫岂有犀、羚、贝子可治①外中风邪之理？反觉药不对病，自盾自矛，如此说法，大不可解耳，且使良方妙用，晦而不显。盖方下主治，已非此药真旨，吾恐古人立方本意必不若是。惟方中杂以升麻一味，上升泄散，则古人终谓此证之必挟外邪也。颐谓宜以天麻易之。

石膏汤　　《千金》

治脚气，风毒热气上冲头面，面赤痉急，令人昏愦，心胸恍惚；或苦惊悸，身体战掉，手足缓纵或酸痹，头目眩重，眼反鼻辛，热气出口中；或患味甜，诸恶不可名状者。

石膏　龙胆　升麻　芍药　贝齿　甘草　鳖甲黄芩　羚羊角各一两　橘皮　当归各二两

上十一味，以水八升，煮取三升，分三服。

---

① 治：原作"知"，据文义改。

寿颐按：此方下所谓风毒热气，上攻头面，面热痉急，令人昏愦，恍惚惊悸，身体战掉，手足缓纵，头目眩重，眼反鼻辛，热气出，口味甜等症，病状多端，无一非内热生风、脑经督乱为病，而药用凉润潜降，泄热收摄，更觉无一不是对证之良药。古人虽尚未发明神经之病，而立方如此，实能一一暗合潜阳息风之旨，此是古方中之最不可多得者。然病已热气上冲，地加于天，而方中犹有升麻助其上越，终是古人误会。即当归气味亦是辛温上升，在古人虽以为活血通络之用，然今日既知是气血上升为病，则凡属升散，皆当禁绝。

芎䒫酒　《千金》

治脑风头重，颈项强，眓眓泪出，善欠，欲眠睡，憎风，剧者耳鸣眉眼疼，满闷吐逆，眩倒不自禁，诸风乘虚，经五脏六腑，皆为狂癫诸邪病，悉主之。

芎䒫　辛夷　天雄　人参　天门冬　柏子仁　磁石　石膏　茵芋　山茱萸　白头翁　桂心　秦艽各三两　松萝　羚羊角　细辛　薯蓣　菖蒲　甘草各二两　云母一两，烧令赤，末为粉　防风四两

上二十一味，咬咀，以酒二斗，渍七日，初服二合，渐加至五合，日三。

寿颐按：方下所谓头重泪出、耳鸣、眉眼疼诸症，无一非肝风自动之病。若满闷吐逆，眩倒不禁，或为

癫狂，则气血上冲，脑经瞀乱矣。此方主治，名以脑风，可见古人亦未尝不知病之在脑，而药用羚角清肝，磁石、石膏重坠摄纳，天冬、柏仁、白头翁凉润清热，以定内动之风火，证治非不符合。然古人习惯，凡是风病，无不以为外来之邪，所以有诸风乘虚经五脏六腑之说，且隐隐然有外风非温燥不可之意。即使确有内热见症，重任凉药，而亦必杂以桂、附、细辛之属，自盾自矛，恬不为怪。制方庞杂，亦必不能为古人讳。此则本方诸味，不特天雄、茵芋、桂心、细辛，必为内风上扰之鸩毒，即山萸、云母，皆温养肾肝，亦非所宜；而芎䓖、辛夷、防风，温升疏散，均是禁药；且酒之上升，尤为抱薪救火，是皆古人误认外风之治法。欲用古方，必不可食古不化。

五补丸　《千金》

凡风服汤药，多患虚热翕翕然，宜除热方。

寿颐按： 方中黄芩重出，必有伪误。

防风　人参　苁蓉　干地黄　羚羊角　麦门冬　天门冬各一两半　芍药　独活　干姜　白术　丹参　食茱萸一云山茱萸　甘草　茯神　升麻　黄芩　甘菊　地骨皮　石斛　牛膝　五加皮　薯蓣各二十铢　秦艽　芎䓖　桂心　防己　生姜屑　黄芩各一两　附子十八铢　石膏三两　寒水石二两

上三十二味为末，蜜和丸如梧子大，生姜蜜汤服二十丸，日三，稍加至三十丸。

寿颐按：方下谓凡风服汤药，多患虚热，可见古人治风，恒用温药，自有流弊，甚至特立此方，以除内热，更可见古时已多内热生风之证。然此方本以除热，而仍有桂、附、干姜，则古人之癖，真不可及。且防风、芎䓖、独活、升麻，亦必非内热生风之所宜也。〔批〕得此一方，以证古人常用温燥之弊。方下所谓服汤药者，多患虚热，正是古人所自言。然非读书得间，亦何能于无字之中，寻得确据。

《延年》急疗偏风，隔上风热经心脏，恍惚神情，天阴心中愦愦，如醉不醉方　《外台秘要》

淡竹沥三升。若热多用竹沥，冷多用荆沥　羚羊角二分，屑　石膏十分，碎　茯苓六分

上四味，以水一斗，合竹沥煮取一升五合，去滓，食后分为三服。常能服之，永不畏风发。

寿颐按：方止四味，平肝清热，息风化痰，面面皆到。此古人疗治内热生风之最良方剂。方后所谓常能服之，永不畏风发，固明谓风自内生，所以有不时发动之虑。若果是外感之邪风，则何所谓发与不发耶？

颐又按：古人服药，恒有食前食后之法，说者谓病在上部者，宜先食而后服药，欲使药浮于上，易于上行；病在下部者，宜先服药而以食压之，欲使药沉于下，速于下达。观此方服于食后，盖以为风热上壅，

病在上焦，故须先食后药，亦是欲其上行之意。可知此等服法，由来已古。然以药治病，不过是借其气味之运行，可以疏通疾苦，必非所服之药物即能直达病所。则所赖胃中清静，然后饮药入胃，而运化之力既专，药性亦纯而不杂，其效始捷。若胃中之食物未化，而药与食和，气味俱杂，药力无不锐减，为利为害，可想而知，尚何望其上行下行，可以速效耶！此亦医家旧说之一大弊窦也。〔批〕驳正食前食后服药之弊，则古人上行下行之说，真是大谬，此是中医理想之坏处，而前人皆未之悟也。

薏苡仁等十二味饮　《外台》　引许仁则疗风热未退方

薏苡仁一升　葳蕤五两　生麦门冬二两，去心　石膏八两，碎　生姜八两　杏仁六两，去皮、尖、两仁者，碎　乌梅四十枚，擘　生犀角屑　地骨白皮各三两　人参二两　竹沥一升　白蜜二合

上药切，以水一斗，煮十味，取三升，去滓，内竹沥、白蜜搅调，细细饮之。

寿颐按：《外台》所录许氏数方，皆为阴虚阳越，内风上冒者立法。此方凉润之力尤专，而玉竹、麦冬湿润养阴，乌梅柔肝收摄，更为滋养肝阴、招纳浮阳而设，以治阴虚于下，阳升于上，最为切近，则无痰者最为合宜，而气升痰升者，亦当知所裁改也。

苦参十二味丸　《外台》　引许仁则疗风热未退方

苦参　干姜　芎劳各六两　玄参　丹参　人参　沙参　白术各五两　地骨白皮　独活各四两　薏苡仁　蜀升麻各二升

上药捣筛，蜜和为丸，如梧子大，用薏苡仁饮下之。

颐按：薏苡仁饮即上方。

初服十五丸，日再服，稍稍加至三十丸。

寿颐按：此方即前方之意，惟川芎、干姜、独活、升麻，则仍当时通治外风之法耳。

黄连八味散　《外台》　引许仁则疗诸风，热气少退，热未能顿除者方

黄连　黄芩　干姜　蜀升麻　知母　干地黄各一斤　栀子仁　大青各半斤

上药捣筛为散，每食后饮服一方寸匕，日再服，稍加至二匕。若能食饮，适寒温、男女、节劳逸，候体气，服前方，乃至终身无热病、急黄、暴风之虑。

寿颐按：此方除干姜、升麻外，苦寒甘寒，惟以清泄内热为事。方下所谓终身无热病、暴风者，是寒凉泄热，而内风不作之明效也。

《广济》疗热风旋心闷冲，风起即欲倒方

《外台秘要》

麦门冬_{去心} 山茱萸 茯神 苦参_{各八分} 地骨皮 薯蓣 人参 蔓荆子 沙参 防风 芍药 枳实 大黄_{各六分} 甘菊花 龙胆_{各四分}

上十五味，捣筛，蜜丸，每食讫少时，以蜜水服如梧子大二十丸，日二，渐加至三十丸。

寿颐按：热风头旋，即肝阳风动，而头目为之眩晕也；风起欲倒，则气血上升，脑神经瞀乱之候。方用苦寒甘寒，清热下夺，亦是降泄之意。惟蔓荆、防风，仍是疏泄外风之药耳。

天麻丸　　洁古《保命集》

治肾脏虚热生风。

天麻 牛膝_{二味，酒浸二日，焙} 川草薢 黑玄参 羌活_{各四两} 当归_{十两} 杜仲_{酒炒，七两} 附子_{炮，去皮，一枚} 生地黄_{酒浸，焙，一斤}

为末，炼蜜丸梧子大，侵晨沸汤，临卧温酒下五七十丸。

寿颐按：方下明言肾脏虚热生风，是制方之旨，明为肝肾相火不藏、化风上扰者设法。药用天麻、牛膝，沉重下达，使龙相之火，安其窟宅，而内动之风阳自息；玄参、生地，寒凉滋润，养水之源，则虚阳

不致复动；更以草薢、杜仲，泄导湿热，则浊邪疏涤，而正气自安，用意非不周到。其以天麻为方名者，本取定风之义。昔人谓天麻为定风草，有风不动，其能镇静息风，已可概见，而入药又用其根，质大而重，明净多脂，故能摄纳虚风，滋养阴液，乃俗学不察，误以为祛除外来风邪之药，则大谬矣。惟此方明以镇息内风为主，而方中反用羌活之辛温升散以振动之，终是古人外风内风不甚分别之过。其用附子一枚者，盖谓肾阳亦虚，欲其引之归宅，然既因虚生热，则附之温补下元亦必不合。又当归虽曰补阴补血，究之气味芳烈，辛温善动，此方乃重任以为主宰，岂不助其虚热，动其虚风？是皆制方之未尽纯粹者，不可不知所去取。喻氏《法律》收此方，谓治肾热生风，热盛则动，宜以静胜其躁，说理未尝不是。要之，本方中有附子、羌活、当归，必不可概以为静药。

又，张石顽之论此方，谓方中虽以归、地补养阴血为君，其妙用全在天麻与牛膝同浸同焙，使风痰浊湿咸从下趋，而不上逆，又以草薢、杜仲以祛在里之湿热云云，是真能识得制方之精义者。乃又谓其得力处，在以附子之雄烈，引领归、地直入下焦，填补其空，使风邪无复入之虑。抑知此是内热而动风，本非外来之风，方内附子，且恶其扰动肾热，大背喻氏静以胜躁之义，而顾可谓其得力在此，填补空虚，以杜风邪之复入，则误信嘉言侯氏黑散之谬论，勉强盲从，而不自知其走入魔道者。且酒性升发，走而不守，方下既曰虚热生风，则真阴既虚，浮阳上越，静以摄之，犹虞不逮，又何可酒浸酒焙，助其发越？此又药与病反者，亦与嘉言以静胜躁之义大相矛盾。况在今时，气血上冲之理，亦既昭然大白于天下，则后之学者，即欲采用成方，亦当知所裁改矣。

凉膈散　《局方》

治温热时行，表里实热，及心火亢盛，目赤便秘，胃热发斑。

大黄酒浸，二两　芒硝一两　甘草炙，六钱　连翘　黄芩　山栀各一两　薄荷七钱

为散，每服四五钱，加竹叶十五片，蜂蜜少许，水煎温服，日三夜二服，得下热退为度。

一本无竹叶，有姜一片，枣一枚，葱白一茎。

寿颐按：此方本为热聚膈上而设，芩、栀、连翘、竹叶，专清上焦之热，硝、黄特以导热下行，本非欲其直泻，故黄用酒制，而更以蜂蜜、炙草，甘以缓之，皆欲其留恋迟行，不遽下泄，则上焦之热与药俱行，一鼓而奏廓清之绩。方后所谓得下热退，是其征也。《局方》本以治时行热病之表里俱热者，故用薄荷，兼以疏表；又以通治感冒风热，故或加生姜、葱白。张路玉谓硝、黄得枳、朴之重着，则下热承之而顺降；得栀、芩、翘、薄之轻扬，则上热抑之而下清，此承

202

气、凉膈之所由分。颐谓《和剂》此方，虽非为中风而设，然内风暴动之病，亦无不隔热如焚，以致化风上扰，昏眩无知，苟能泄导其热，则气血之上菀者，自然投匕而安。古有防风通圣散一方，谓治西北卒中，内外热极，其方即凉膈散加麻黄、石膏、滑石、白术、防风、荆芥、桔梗、川芎、当归、芍药、生姜。其用麻黄、荆芥、芍、归，虽仍是认有外风，不脱温升疏散旧习，然硝黄石膏，栀芩翘芍，大队清火，亦可见其证内热如焚，所以用药若是。则所谓西北卒中之病，亦犹是内热所生之风，麻防归芍，终是可议。喻嘉言录凉膈散于中风篇，称其治心火上盛，膈热有余，目赤头眩，口疮唇裂，吐衄涎嗽稠黏，二便淋闷，胃热发斑，小儿惊急潮搐，疮疹黑陷，大人诸风瘛疭，手足瘛搦，筋挛疼痛。且谓中风证之大势，风木合君相二火主病，多显膈热之证。〔批〕嘉言之论中风，常以为外受之风，而于此独能知其为风木合君相二火主病，盖其所见之病，必多内因之风，故能有此见到语。喻氏本极灵敏，所以能随机变化也。古方用凉膈散最多，如清心散即凉膈加黄连，转舌膏即凉膈加菖蒲、远志，活命金丹即凉膈散加青黛、蓝根。盖风火之势上炎，胸膈正燎原之地，所以清心宁神，转舌活命，凉膈之功居多，不可以宣通肠胃之法轻訾之云云。推重此方甚至，更可见内风内热，自古为然矣。

泻青圆　　钱仲阳《小儿药证真诀》

治肝热搐搦，脉洪实者。

当归去芦头，切，焙　龙脑　川芎　山栀子仁　川大黄湿纸裹，煨　羌活　防风去芦头，切，焙

上等分为末，炼蜜和圆鸡头大。

寿颐按：鸡头今称芡实，以芡实带壳时，有毛刺，其开花处，尖锐形如鸡之头。今吴人土语，尚有此名。考《本草经》止称鸡头实，《说文》云：芡，鸡头也。《周礼·笾人》加笾之实芡。郑注：芡，鸡头也。《方言》《广雅》亦称鸡头。《淮南子·说山训》鸡头已瘘。高诱注曰：水上芡。知鸡头之名，由来最古，而吾吴土语，固二千余年相承之旧，非俗谚也。

每服半圆至一圆，煎竹叶汤，同砂糖温酒化下。

寿颐按：此方诸书多有，龙脑皆作龙胆草，惟建德周氏刻钱氏《小儿药证直诀》，则作龙脑。考龙脑大寒，清肝之力胜于龙胆，药虽异而理可通。但钱氏此书，世无单行旧本。乾隆时武英殿有聚珍版本三卷，已从《永乐大典》中掇拾排纂而成。则当时开四库馆，广搜海内，尚未得此，至光绪中叶，周学海刊入丛书，乃谓得宋刻旧本，今姑从周本录入。惟钱氏诸方，凡用龙脑分量皆轻，而此方与诸药等分，似亦不合钱氏体例，但此是丸子，而每服仅芡实大之半丸至一丸，药共七味，则龙脑虽与各药等分，所服亦不为

太多。若是龙胆草，则七味均是草药，止服一丸，颇觉病重药轻，恐不中病。则周本之作龙脑者，似非误字。〔批〕固本独用龙脑，即因其每服止芡实大之一丸或半丸，而知其不误，是读书于无字处得之。凡读古书，皆当具此眼力。今未见聚珍版本，俟更考之。又坊本《薛氏医案》中亦有此书，则已为立斋重编，恐不足据。又各书中多引是方，皆作弹子大，每服一丸。虽同是一丸，而丸之大小悬殊，则各本固在用龙胆草者也。

寿颐按：钱氏此方，以治肝热搐搦，脉洪实者，固是治内热生风，以清肝泄热为主，本非治外感之风，则方中羌防川芎，辛升温散，大非所宜，惟龙脑栀军，为合用耳。而各医书中之引此方者，其主治皆作治中风自汗，昏冒发热，不恶寒，不能安卧，此是风热烦躁云云，则以为治外受之热风，与钱氏主治肝热之意，全然不合，一内一外，差以毫厘，谬以千里，且川芎羌防，亦非外感风热之所宜也。

龙胆泻肝汤　《局方》

治肝胆实火，胁痛口苦，耳聋或耳痛，颊肿，耳前后肿，及阴湿热痒，疮疡溲浊，溲血，脉弦劲不挠者。

龙胆草酒洗　黄芩酒炒　山栀子　泽泻　木通　车前子　当归酒洗　柴胡　甘草　生地黄

水煎服。

当归龙荟丸　　河间《宣明论》

治肝经实火，头痛晕眩，巅顶热痛，耳胀耳聋，惊悸搐溺，躁扰狂越，大便秘结，小溲涩滞，或胸胁措撑，膜胀结痛，脉弦大有力数实者。

当归　龙胆草　黄芩　黄连　黄檗　栀子各酒炒，一两芦荟　大黄　青黛各五钱　广木香二钱半　麝香半钱

为末，神曲和丸。

寿颐按：泻肝汤、龙荟丸二方，皆为肝木郁热而设，但一则湿与热蒸，病在经络，尚未窒塞脏腑，故龙胆、芩、归，皆用酒洗，欲其上行经隧，而以木通、车前导之，从小便而出。且惟恐苦降渗泄，抑遏太甚，而肝胆之气更窒，则以柴胡春升之气，疏达木郁，此苦寒泄降队中，独用柴胡升阳之本旨也。一则实结不能，经络大府俱塞，二便不快，故以芦荟、大黄，大苦大寒，荡其蕴热，泄其潴秽。虽一为渗泄，一为攻逐，立法不同，而其为清涤湿热，疏通滞气，则大旨相近。凡肝胆积热，变生诸病，脉来弦劲滑实者，非釜底抽薪，导通郁热，不易速效。此二方者，虽非为内风病设法，然木火既旺，即自生风，凡由实热而动风者，气粗息高，狂躁多怒，此二方亦多适用之处。

第八节　滋养之方

内风乍定，痰壅既开，自当滋养以培其本，庶几

阴液渐充，可以持久，而无变幻。否则风波初过，彼岸未登，惟恐骇浪复兴，狂飙益肆，而欲以破坏之舟楫，常与怒涛相激战，终虑有灭顶之灾。此中风家恒有频发频愈，而忽尔一蹶不可复振者，皆元气未复，真阴未充，善后之术，未尽完善也。惟是滋养之法，不一而足，相体裁衣，或养阴，或补中，断非空言所能详尽。而如四君、四物、养荣、归脾等方，又是尽人能知，更何必徒学抄胥，借充篇幅。但此证之火升气升，生风上激，扰乱神经，终属肝肾阴虚，浮阳陡动，必以滋养肝肾真阴为调理必需之品。爰采数则，以见一斑。〔批〕删尽寻常各方，是作者之手眼独高处，而归之于滋养肝肾真阴，又是探本穷源，一定不易之理。

集灵膏　　从王秉衡《重庆堂随笔》

人年五十，阴气先衰，老人阴亏者多，此方滋养真阴，柔和筋骨。

西洋参取结实壮大者刮去皮，饭上蒸九次，日中晒九次　　甘杞子　怀牛膝酒蒸　天冬　麦冬　怀生地　怀熟地　仙灵脾

上八味等分，熬成膏，白汤或温酒调服。

寿颐按：此方始见于缪仲醇《先醒斋广笔记》，云出内府，补心肾，益气血。方止七味，无仙灵脾，而用人参。又张锡三《治法汇》亦载之，则更无牛膝，云治一切气血两虚，身弱咳嗽者，罔不获效。凡

少年但觉气弱倦怠，津液少，虚火上炎，急宜服之，免成劳损。王秉衡谓参价甚昂，非大力者不能致，易以西洋参，可与贫富共之。方名集灵，当以有仙灵脾者为是。王国祥谓惟魏玉璜善用此方，《续名医类案》极言其功效，又谓此即人参固本加味也，峻补肝肾之阴，无出此方之右者。

颐按：柔润滋填，而择仙灵脾之温煦阳和，不嫌燥烈者，以调济之，使阴阳平秘，而不偏于滋腻阴柔，是制方之妙义。若嫌其助阳而删去之，则纯是滋填，无一毫阳和之气，诚属非是。且方名集灵，果无仙灵脾，亦有集而不灵矣。牛膝所以导引诸药，归于下焦肝肾，亦不可少之品，惟下元不禁者忌之。若用以为类中善后，敛阳填阴，则牛膝下达尤不可少。王易人参以洋参，欲其价值廉而功效近似也。然洋参苦寒，滋养之力甚薄，仅能润肺胃燥火，尚有微效，若欲滋补真阴，必不足以语此。且今日之西洋参，价贵兼金，有名无实，甚不足取，不如倍用沙参，尤为相近。且辽参之普通者，亦不甚贵，固不必效王公巨家必以六百换八百换为良品也。

滋水清肝饮　　高鼓峰

治阴虚肝气郁窒，胃脘痛，胁痛，脉虚弦或细软，舌苔光滑鲜红者。

方即六味地黄汤加归身、白芍、柴胡、山栀、大枣。

寿颐按：自薛立斋、张景岳、赵养葵辈滥用六味地黄，而世之医者，无不视六味为滋阴补肾必须之品。抑知六味之方，本从八味肾气丸而来，原为肾气不充、不能鼓舞真阳而水道不利者设法，故以桂、附温养肾气，地黄滋养阴血，而即以丹皮泄导湿热，茯苓、泽泻渗利小水，其用山药者，实脾以堤水也。立方大旨，全从利水着想。方名肾气，所重者在乎"气"之一字，明非填补肾阴肾阳之意。至钱仲阳而专用六味以治小儿肾虚，究竟丹皮苓泻，偏于渗泄，岂能识得肾气丸之本意？〔批〕六味一方，自钱氏以来，无不视为补阴要药，今得如此一解，谁不恍然大悟，岂独薛、赵、景岳终身梦梦？即明达如仲阳，亦未免智者之一失，是亦可谓之新发明矣。而今之俗医，且皆以为滋填补肾之药，则中薛、赵、景岳之毒，葫芦依样，而未尝以方中药性一思之耳。即有为六味作说解者，辄曰补中有泻，所以灵动。要之，皆皮相之论，模糊敷衍，实未能洞见症结。高氏是方，虽亦从六味而来，而加以归、芍、柴胡，能行血中之气、疏肝络之滞、敛肝家之阴，滋补中乃真有流动之机，且以丹皮、山栀、茯苓、泽泻清泄肝经郁热，治膜胀撑满等症，恰到好处，所以可取。以视单用六味者，大有区别，读者不可与立斋、景岳、养葵之书，作一例观也。〔批〕高氏此方，貌视之不过六味加味耳，抑知六味中之丹皮、苓、泻，必如此用法，而恰合身分，经此说明，始觉是方之不同流俗，作者真高氏之知己也。

一贯煎　　魏玉璜

治肝肾阴虚，气滞不运，胁肋攻痛，胸腹膜胀，脉反细弱或虚弦，舌无津液，喉嗌干燥者。

沙参　麦冬　生地　归身　枸杞子　川楝　口苦燥者，加酒炒川连。

寿颐按： 胁肋胀痛，脘腹撑撑，多肝气不疏，刚木恣肆为病，治标之法，每用香燥破气，轻病得之，往往有效。然燥必伤阴，液愈虚而气愈滞，势必渐发渐剧，而香药、气药，不足恃矣。若脉虚舌燥，津液已伤者，则行气之药，尤为鸩毒。柳洲此方，虽是从固本丸、集灵膏二方脱化而来，独加一味川楝，以调肝气之横逆，顺其条达之性，是为涵养肝阴第一良药。凡血液不充、络脉窒滞、肝胆不驯而变生诸病者，皆可用之，苟无停痰积饮，此方最有奇功。陆定圃《冷庐医话》肝病一节，论之极其透彻。治肝胃病者，必知有此一层理法，而始能觉悟专用青、陈、乌、朴、沉香、木香等药之不妥。且此法固不仅专治胸胁脘腹撑撑胀痛已也，有肝肾阴虚而腿膝酸痛、足软无力，或环跳、髀枢、足跟掣痛者，授以是方，皆有捷效，故亦治痹后风及鹤膝、附骨、环跳诸症。读《续名医类案》一书，知柳洲生平得力者，在此一著。虽有时未免用之太滥，然其功力必不可没，乃养阴方中之别出机杼者，必不可与六味地黄同日而语。若果阴液虚甚者，则方中沙参尚嫌力薄，非辽参不可；而脾肾阳衰者，则高丽参亦其宜也。口苦而燥，是上焦之郁火，故以川连泄火。连本苦燥，而入于大剂养阴队中，反为润燥之用，非神而明之，何能辨此？

滋营养液膏　　薛一瓢方

女贞子　旱莲草　霜桑叶　黑芝麻　黄甘菊　枸杞子　当归身　白芍药　熟地黄　黑大豆　南烛叶　白茯神　萎蕤　橘红　沙苑　蒺藜　炙甘草

天泉水熬浓汁，入黑驴皮胶，白蜜炼收。

寿颐按：此方汇集峻养肝肾二阴诸物，意在厚味滋填，而参用轻清灵动，尚不至于呆笨重浊，所以可法，服之者亦必无滞隔碍胃之虞。

又按：凡服食之药，古人制方，本是立之大法，示以仪型，须于临用之时相体裁衣，随其人之体质而斟酌量度，审择增损。即方中诸物，尚可随宜去取，换羽移宫，与时进退，并非教人死于字句之间，呆抄呆用。所以近贤定方，膏、丹、丸、散，多有不载分量者，其诱掖后进，欲其能自变化，庶几活泼泼地运用无穷，其意深矣！近贤商务书馆编有所谓《医学辞典》者，所录此方，注明前十四味各四两，末二味则各二两。无论其是否合宜，而以熟地黄极重之质，与橘红、桑、菊等之轻清者同一分量，试观古近成方，曾有如是之毫无轩轾者否？可见编辑者原是门外人，致有如此之无法，而乃托名医林，则吾国医学，真扫地尽矣！壬戌二月山雷识。

心脾双补丸　　薛一瓢方

西洋参_{蒸透}　白术_{蒸熟}　茯神　甘草　生地黄　丹参　枣仁_炒　远志肉　北五味　麦门冬　玄参　柏子仁　黄连　香附_制　川贝母　桔梗　龙眼肉

寿颐按：是方从归脾汤加减，亦与集灵膏异曲同工。其用黄连者，即魏柳洲一贯煎加味法也。

左归饮　　张景岳方

治肾水不足。

熟地　山药　枸杞子　炙甘草　茯苓　山茱萸

寿颐按：是方即六味之变，以杞子、炙草易丹皮、泽泻，滋养肝肾之阴，诚在六味之上，而无渗泄伤津之虑，此景岳之见到处。然尚嫌呆板而欠灵动，以少气分之药故也。其左归丸方，则即此六物，去甘草、茯苓，而加牛膝，菟丝，龟、鹿二胶，尤其滞矣。

第九节　通络之方

内风暴仆，而忽然肢体不遂，经络掣痛，皆气血上菀，脑神经忽然不用之病。此非通经宣络、活血疏风之药所可妄治者。古人不知此理，每于暴病之初，治其肢节，则走窜行经，反以扰动其气火，更以激之上升，必有大害而无小效。然在旬月之后，大势已平，而肢节之不用如故，则神经之功用已失，肢体之偏废已成，痼疾难瘳，调复岂易？古来治瘫之方，大率皆为此设法，则通络行经，亦治医者不可不知。姑录数方，以备一解。

独活寄生汤　《千金》

腰背痛者，皆由肾气虚弱、卧冰湿地当风得之，不时速治，流入脚膝，为偏枯冷痹、缓弱疼痛，或腰痛挛、脚重痹，宜急服此方。

独活三两　寄生　杜仲　牛膝　细辛　秦艽　茯苓　桂心　防风　芎䓖　干地黄　人参　甘草　当归　芍药各二两

上十五味，以水一斗，煮取三升，分三服。温身勿冷。

《古今录验》无寄生，有续断；《肘后》有附子一枚，无寄生、人参、当归、甘草。

寿颐按：此方治风寒湿邪痹著之主方，以独活为君，通行经络，祛风解寒胜湿；其辅佐诸药，除参甘地芍之养阴数味外，无一非风寒湿三气之正将。方虽出于《千金》，而《肘后》及《古今录验》俱有之，可知古人甚重此方，尚非孙氏所自制。此通络祛邪、活血养血之祖方也，凡古今治肢节病之方，无不从此化出。惟桂心、细辛等物，古人终为寒邪立法。而内热生风之病，纵然调治数日，大势已平，通络可也，如此温药，必不可试。〔批〕此为内热生风肢节痹痛者，补出仍忌温燥一层。盖古人治痹诸方，无一非为寒湿立法也。

白蔹薏苡汤　《千金》

治风湿拘挛，不可屈伸。

白蔹　薏苡仁　芍药　桂心　酸枣仁　牛膝　干姜　甘草各一升　附子三枚，破，炮

上九味，以醇酒二斗渍一宿，微火煎三沸，每服一升，日三，扶杖起行。不耐酒者，服五合。

寿颐按：白蔹除风热，散结气，薏苡、牛膝皆主拘挛，无非宣通湿邪之痹著，桂、附、干姜，则治寒湿也。《翼方》更加车前，亦导湿之意。

菊花酒　《千金》

治男女风虚寒冷，腰背痛，食少羸瘦，无颜色，嘘吸少气，去风冷，补不足方。

菊花　杜仲各一斤　防风　附子　黄芪　干姜　桂心　当归　石斛各四两　紫石英　苁蓉各五两　萆薢　独活　钟乳各八两　茯苓三两

上十五味，以酒七斗渍五日，日服二合，稍加至五合。

《千金翼》无干姜。

寿颐按：是方为虚寒风冷者立法，故以附、桂、干姜、钟乳温养为主，萆薢、杜仲、独活、当归皆宣通经络之意。渍酒者，欲其行之迅利也。古今通络之药，渍酒之法最多，《千金翼·风门》甚至别为一类，录此以见一斑。

桑枝煎　　《外台》引张文仲方

疗偏风及一切风。

桑枝剉，一大升，不用全新嫩枝

一味，以水一大斗，煎取二大升，每日服一盏。

寿颐按：桑之为用最多，枝叶根茎都无弃物，能通血气、利经络。治肢节之病，桑枝尤有奇功。不用新嫩枝者，欲其力之厚也。浓煎醇厚，因谓之煎，与汤饮微有分别。亦可熬作膏用。〔批〕此又古人煎药之一法。宋张季明尝患两臂痛，服诸药无效，一医以桑枝一小升，切细炒香，水煎服，数剂而愈，可见此方之实效矣。

张文仲疗一切风，乃至十年二十年不瘥者方
《外台》

牛蒡根一升　生地黄　牛膝　枸杞子碎，各三升

上四味，取无灰酒三斗渍药，以绢袋盛之，春夏一七日，秋冬二七日，每空腹服之。

寿颐按：此方以生地、杞子滋养阴液，牛蒡根、

牛膝宣通经络，药止四味，而朴茂无华，力量浓厚，后人通络诸方，药虽不同，然其理不过如斯。惟牛蒡根今皆不用，要之，亦是通经活络队中一味要药，古方用之者不少，亦治医者不可不知。

史国公酒方　　《圣惠》

治中风语言謇涩，手足拘挛，半身不遂，痿痹不仁。

当归酒洗　虎胫骨酒浸一日，焙干，醋炙　羌活　鳖甲炙　川萆薢　防风　牛膝一作川牛膝　秦艽　松节　晚蚕砂各二两　枸杞子五两　干茄根八两，饭上蒸熟

一方有杜仲、苍耳子。

上为粗末，绢袋盛，浸无灰酒一斗，十日取饮。

寿颐按：此类通络舒经、养阴活血，兼祛风湿之方，古书已多，而近世愈甚。此方中正和平，不偏温燥，可为良法。然立方本义，终是为血分不充、风寒湿邪痹著者设法，实是痹证，必不可与猝暴昏仆之中风连类而言。若肝风暴动，气血上菀，则不独宣通之药害同矛戟，而酒亦无异砒鸩。方下所谓中风语言謇涩等症，若其病起猝暴，则皆是内风，似此诸方，皆不可用。〔批〕郑重言之，俗医切弗误用。

三痹汤

治血气凝滞，手足拘挛，风寒湿三痹。

人参　黄芪　当归　川芎　白芍　生地　杜仲
川续断　防风　桂心　细辛　茯苓　秦艽　牛膝　独
活　甘草

各等分，加姜、枣煎服。

寿颐按：此方亦为血虚寒湿袭络之法，以其确有
风寒湿邪在络，故用药如此。

天麻酒

治瘫缓风，不计深浅，久在床枕。

天麻　龙骨　虎骨　骨碎补　乌蛇　白花蛇二物酒
浸，去皮、骨　羌活　独活　牛蒡根　牛膝各半两　松节到
当归　川芎　龟板炙　干熟地黄　茄根　大麻仁　原
蚕沙各一两　附子一枚，炮

上十九味，到如麻豆大，以酒二斗浸，密封，春
夏三日，秋冬七日，每服一盏，不拘时，温服。

寿颐按：瘫缓，今通作"瘫痪"，古书有所谓风
缓者，《圣济》谓风缓，即瘫缓。其候四肢不举，筋
脉关节无力，不可收摄者，谓之瘫；其四肢虽能举动，
而肢节缓弱，不能运用者，谓之缓。皆由气血虚耗，
阴阳偏废而得之。或有始因他病，服吐下药过度，亦
使真气内伤，营卫失守，无所禀养而然。杨仁斋谓风
缓者，风邪深入，而手足为之弛缓。盖脾胃既虚，肢
体失其所养，又肝肾气虚，风邪袭之，亦有肢体缓弱
之症。〔批〕古人总认有外风，其实只为"中风"二字所误。寿颐

谓此是瘫痪之由渐而成者，或以病后元虚，经脉失养，或由外疡大证，脓泄太多，其来也缓，古人因有风缓之名。其实全是内伤，并未尝有风邪之深入，与忽然肢废之脑神经病，截然不同。凡古方之养阴壮骨、通经宣络诸法，皆为此病而设者也。

虎骨四斤丸　《局方》

治风寒湿气，痹著筋骨，肢体缓弱酸疼。

宣木瓜　天麻　牛膝　苁蓉洗

四味各焙干一斤，用无灰酒浸，春秋五日，夏三日，冬十日，焙为末，外用熟附子、虎骨酥炙各二两为末，即以浸药之酒，打面糊丸桐子大，每服三四十丸，食前温酒下。

一方加当归三两，乳香、没药、五灵脂各半两，麝香一钱，名大四斤丸。《三因方》加减四斤丸，无天麻，加鹿茸、熟地、五味子、菟丝子各等分，炼蜜丸。

寿颐按：此方温经壮骨，通络和血，本为气血两虚、肢体痿软者立法。虽曰治风寒湿三气之痹，然是本体之虚寒，而非外侵之风寒湿，故方中并无祛风理湿之药。凡治因虚而无外邪者准此。大四斤丸加味，仍是行气行血之意，但麝香走窜，尚嫌其泄散真气，既用乳、没，亦可去之。《三因方》加鹿茸，则温升太甚；等分为丸，更嫌太笨，用者宜斟酌之。〔批〕论麝香、鹿茸之弊，言简而赅，世有以其价贵而滥用者，须知此意。

续骨丹　《本事》

治两脚软弱，虚羸无力，及幼儿不能行。

天麻_{酒浸}　白附子　牛膝　木鳖子　羌活_{各半两}　乌头_{一钱，炮}　地龙_{去土}　乳香　没药_{各二钱}　朱砂_{一钱}

上以生南星末一两，无灰酒打面糊丸鸡头大，朱砂为衣。

寿颐按：此方温燥走窜，其力甚峻，果是寒湿痹著，日久不愈，则湿痰死血，窒塞经隧，非此迅利之药，亦不能直达病所。但此为逐邪而设，与四斤丸之专治正虚无邪者不同，一虚一实，一补一攻，正是双方对峙。后人有活络丹一方，用炮川乌、草乌、胆星各六两，地龙去土焙干，乳香、没药去油各二两二钱，蜜丸酒下，即从《本事》此方脱化而来，用药亦大同小异。且南星加以胆制，而不用木鳖之攻破，似较《本事》此方更为和平适用。然徐洄溪则谓此方为舒筋最宜，而以活络丹为不堪用，殆亦未之思耳。〔批〕洄溪此论，诚不可解，得此驳正，可为活络丹一方。

大活络丹　《圣济总录》

治一切中风瘫痪，痿痹痰厥，拘挛疼痛，痈疽流注，跌仆损伤，小儿惊痫，妇人停经。

白花蛇　乌梢蛇　威灵仙　两头尖_{俱酒浸}　草乌

天麻　全蝎_{去毒}　麻黄　首乌_{黑豆水浸}　龟板_炙　贯众　炙草　羌活　官桂　藿香　乌药　黄连　熟地　大黄_蒸　木香　沉香_{以上各二两}　细辛　赤芍　丁香　白僵蚕　没药　乳香_{二味去油，另研}　天南香_{姜制}　青皮　骨碎补　安息香_{酒熬膏}　白蔻仁　黑附子_制　黄芩　茯苓　香附_{酒浸，焙}　玄参　白术_{以上各一两}　人参_{三两}　防风_{二两半}　葛根　虎胫骨_炙　当归_{各一两半}　地龙_炙　犀角_{屑，另研}　麝香_{另研}　松脂_{各五钱}　血竭_{另研，七钱}　牛黄_{另研}　片脑_{另研，各一钱五分}

上共五十味为末，蜜丸如桂圆核大，金箔为衣，陈酒送下。

颐按：各药分量，诸书所载，互有不同，今未见《圣济》，姑从徐洄溪《兰台轨范》。

寿颐按：此方养正祛邪，化痰理湿，宣络和血，大率治气血两虚、风寒湿痰痹著之证。方下虽曰治一切中风，然非能治气血上菀，神经不用之猝暴昏仆、不遂、瘫废也。惟肢节痛痹，及虚人痿躄、流痰流注诸大症，服此颇验。而足部酸痛，痿软不仁，及缩脚流注、附骨疽、环跳疽初起时，尤为神应。徐洄溪谓顽痰瘀血入于经络，非此不能透达，为治肢体大证必备之药，洵是阅历有得之论。

第十节　风家服食之方

古人治风，有居恒服食之方，皆和平中正，养血和络，故为常服之法，亦非以祛除外风也。考《千金》《外台》，如诸酒诸散，盖亦为久服设法，但温燥有毒者多，未尽纯粹。兹选录最醇正者数方，以备一格。

枸杞菖蒲酒　　《千金》

治缓急风，四肢不遂，行步不正，口急，及四体不得屈伸方。

菖蒲五十斤　枸杞子一百斤

上二味细剉，以水四石①，煎取一石六斗，去滓，酿二解米，酒熟，稍稍饮之。

寿颐按：菖蒲芳香宣络，除湿开痹；枸杞子温润养血，益阴生津。止取二味，力欲其专，味欲其厚，酿为大料，是为寻常服食、悠久可用之良药，固非治病于一时者也。

乌麻酒　　《千金》

乌麻五升

微熬，捣碎，以酒一斗，渍一宿，随所能饮之，尽，更作，甚良。

寿颐按：是方《千金》在风毒脚气酒醴一类，虽无主治，而滋润养阴之意，自可于言外得之。渍酒虽

---

① 石（dàn）：我国容量单位，1 石是 10 斗。

止一斗，然日尽则更作，可见亦是久服之药。

虎骨酒　《千金》

治骨髓疼痛，风经五脏方。

虎骨一具

炭火炙令黄色，捶碎，清酒渍五宿，随性多少稍饮之。

寿颐按：此治筋骨痿弱之方。方下虽曰风经五脏，然虎骨之用，止是坚强筋骨，必非祛散外风之药。古人所谓虎啸风生，用以治风，亦是附会之说。果尔则虎能引风，而以治风病，岂不更益其势，助桀肆虐耶？当有以知其必不然矣。〔批〕辟去虎骨治风之说，语新而理正。

菓耳散　《千金》

治诸风方。

五月五日，刈①取菓耳叶，洗曝燥，捣筛，酒若浆，服一方寸匕，日三。作散若吐逆，可蜜为丸，服十丸，准前计一方匕数也。风轻易治者，日再服。

寿颐按：菓耳，今通作"苍耳"，其叶其子，皆有祛风逐湿、通行经络之功。此方为风湿痹著者设法，以祛邪为主，与前数方之专为养正者不同。然性亦和平，不易速效，是亦久服之法。方下所谓十丸准一方

---

① 刈（yì）：割（草或谷类）。

寸匕，虽丸之大小不详，大约以梧子大为度，又可见古方之所谓方寸匕者，其药物固无多也。

豨莶圆　　《本事方》

五月间采豨莶草，摘其叶及嫩枝头，曝干，铺甑中，层层洒酒与蜜，九蒸九曝，细末之，炼蜜和圆如梧子大，空心服，温酒或米饮送下二十圆至三十圆。

寿颐按：《本事方》载江陵府节度使进豨莶圆方云：臣有弟诉，年三十一，中风伏枕五年，百医不效。有道人云，可饵豨莶圆，必愈。又知益州张咏进表，谓吃至百服，眼目清明，服至千服，鬓髭乌黑，筋力强健云云，推重甚至。李濒湖《本草纲目》引唐慎微说亦同，可见此药之自有真效。濒湖谓：《韵书》楚人呼猪为豨，呼草之气味辛毒为莶。此草气臭如猪而味莶，故有此名。（《广韵》：上声七尾，虚岂切。豨字解曰：楚人呼猪。）颐谓豕为水畜，其气腥膻，通乎人之肾气。肾家蕴湿生热，则相火不藏，诸病蜂起。中风瘫痪，无非湿热扰攘，蕴酿为变。豨莶禀肾脏之气，直入至阴，导其湿浊，使积邪泄化，而诸羌自安，此亦理导湿热之功，亦以祛邪为主也。〔批〕以豨莶为泄导肾家湿热之用，是从物理上得之。古今许多本草，不易得此精当确切之药性也。

第十一节　　通治中风方之辨正

古治中风，大率以续命一类为惟一板法。《千金》

《外台》中，复叠重累以续命者，殆数十百万。其药温凉并进，甚至以桂、附与犀、羚同列。果是外中之寒风，则何以重用寒凉？若为内蕴之风火，则温燥升散，岂非鸩毒？迨宋金以后，则又有所谓羌活愈风汤、大秦艽汤者，凡是医书，无不以此数方为中风必用之药。初学治医，先入为主，每至终其身不知所措。道之不明，皆古书误之，可为痛哭。今者气血上冲，脑经为变，其理既明，则凡是习俗相沿之陋，自当一扫而空。但俗书俱在，童而习之，必有不能忘情者，不揭其谬，则恐正义未必大昌。〔批〕笃信好古之士，尚其三复斯言。姑举古今通行熟在口头者，稍加辨难，庶几千年沿误，矫正一二，爰以辨正一节，殿在诸方之后。

小续命汤　　《千金》

治卒中风欲死，身体缓急，口目不正，舌强不能语，奄奄忽忽，神情瞀乱。

麻黄去节　防己　附子炮，去皮　芎劳　桂心　黄芩芍药　甘草炙　人参各一两　杏仁四十枚，去皮、尖、两仁生姜四两　防风一两半

寿颐按：方下所述诸症，皆是内风暴动为病。《外台》引《延年》亦有此方，则称其主偏风，半身不遂，口眼㖞，不能言语，拘急不得转侧。其为内风猝变，气血上菀，神经不用，情状显然，而古人乃以

麻、桂、芎、防扰动其风，升泄其气，必有百害而无一利。此证此方，是木已摇而更拔之，未有不速其蹶者。而古今诸书，无不以此为治中风第一神方，总是误内因为外因之故耳。颐于第一卷第二节及第六节中言之已详，兹不复赘。若《千金》《外台》中诸续命汤散，无虑数十，皆大同小异，其弊亦等，辨之徒滋辞费，始皆从略。

侯氏黑散

菊花四十分　白术　防风各十分　桔梗八分　黄芩五分
细辛　干姜　人参　茯苓　当归　芎劳　牡蛎　矾石
桂枝各三分

上杵为散，酒服方寸匕，日三服。

寿颐按：此方见《外台秘要》风癫方中，云出《古今录验》。止曰疗风癫，更有钟乳、矾石各三分，无桔梗，余与此同。考是方用桂枝、姜、辛、归、芎、防风，仍是温散风寒之法，本无深意，以治风癫，亦必不获效。其用牡蛎、矾石者，杂涩敛于疏散队中，亦是古方恒有之例，哪有奇功妙用可言？故以此方列于《千金》《外台》风门各方之中，本极平常，初无以使阅者特加青眼。然自后人附入《金匮》之中，云治大风四肢烦重、心中恶寒不足者，同此一方，而主治乃与《外台》绝异。然绎其语意，亦甚浮泛，必无效力可言，而方后则加入常宜冷食六十日止，即药积在腹中不下也，热食即下矣，冷食即能助药力数句。此说尚非《外台》之所有，是更为后人妄加，其谬最为易知。恐自隧人氏教民火食以来，必无冷食六十日之理。如谓冷食而药即可积久不下，岂其人积六十日之食而二便不通？清夜自思，得毋失笑？如谓二便自通，而独有药积不下，则必其人肠胃之间，别有一处，独能存积此药，尤其理之不可通者。且服药治病，止是借其气味，运化精微，以达病所，亦非谓即此药汤药渣，竟能庖代气血之不足。而古人竟能造此怪诞不经之说，鄙理无耻之尤。然古今名贤，从未有直揭其谬者。盖亦误认为仲师手笔，不敢纠缪绳愆，终是识理未到。不意喻嘉言自命绝世聪明，偏能信此臆说，随声附和，竭力赞扬，竟谓矾石能固涩诸药，使之留积不散，以渐填其空窍，则旧风既去，新风不入云云，是误认病人服药，竟能以药填空，如缝者之补缀，如圬者之画墁，岂非笑话！毋亦过于好奇，务求立异，而不自知大言不惭，竟如梦呓耶。〔批〕此方所用之药，所治之病，究竟对证者何在？然为《金匮》作注者，无不随意敷衍，真是一盲群盲景象。似此辩驳，何等清楚！虽似此穿凿附会之言，医学书中，本所时有，亦不足怪，惟如此方之乱杂无章，而竟为嘉言说得幻想纷纷，天花乱坠，一若玄之又玄，臭腐中自有神奇者，则亦不可多见。而庸人无识，更奉嘉言之说为至宝。陈修园《三字经》中亦复引之。论者新奇，病者无命，魔高千丈，宁不骇然！敢书所见，以质通儒，其庶有拨重雾而见青天之一日乎。〔批〕侃侃而谈，不畏俗师咋舌。嘉言俞东扶《古今医案按》亦谓喻氏之论黑散，以为用矾石填空窍，堵截来风，好奇之谈，最足误人。又谓药之入胃，不过以气味传布经络腑脏，岂能以矾石填塞之？又谓冷食六十日，药积腹中不下，则肠胃果能填塞，不几令谷不纳而粪不出云云。其说亦极明白，可见怪诞不经之说，苟以静心读之，未有不觉其谬者，前贤固已有先我而言之者矣！〔批〕明理者所见略同。

羌活愈风汤　　通真子《机要方》

初觉风动，服此不致倒仆。此乃治未病之圣药也。又治中风证内邪已除，外邪已尽，当服此药，以行导诸经。久服大风悉去，纵有微邪，只从此方加减治之。然治病之法，不可失于通塞，或一气之微汗，或一旬之通利，〔批〕一气微汗、一旬通利二句，尤其不通之极。如此乃常服之药也。久则清浊自分、荣卫自和矣。〔批〕此方主治，最是荒谬。从张洁古《保命集》节录。

羌活　独活　柴胡　前胡　麻黄　细辛　防风川芎　白芷　秦艽　薄荷　人参　黄芪　甘草　枸杞子　枳壳　厚朴　当归　知母　甘菊　半夏　防己杜仲　地骨皮　蔓荆子　熟地黄各二两　茯苓　黄芩芍药　苍术各三两　生地黄　石膏各四两　桂枝一两

三十三味，共七十三两，每一两水煎服。假令一

227

气之微汗，用本方三两，加麻黄一两作四服，加姜煎，空心服，以粥投之，得微汗则住。如一旬之通利，用本方三两，加大黄一两，亦作四服，如前临卧服，得利为度。此药常服之，不可失四时之辅。春将至，大寒后，本方加半夏、人参、柴胡，谓迎而夺少阳之气也。夏将至，谷雨后，本方加黄芩、石膏、知母，谓迎而夺阳明之气也。季夏之月，本方加防己、白术、茯苓，谓胜脾之湿也。秋将至，大暑后，本方加厚朴、藿香、肉桂，谓迎而夺太阴之气也。冬将至，霜降后，本方加附子、当归、官桂，谓胜少阴之气也。此药四时加减，临病酌宜，诚治风证之圣药。〔批〕不通不通又不通！当以蒲留仙之羯鼓三挝为之解秽。

寿颐按： 隋唐以前，治中风者，不问外风、内风，恒以续命汤为主，貌似神非，复叠重累，已觉魔障万重，莫能排脱。追至宋金以降，则更有所谓羌活愈风汤、大秦艽汤者，无论何种医书，说到中风一门，必以此二方作为必需之品。考其所用各药，麻防羌独、芎芷薄荆，大队疏风发散，而合以辛桂之温，芩地之清，参芪之补，浑沌杂糅，盖亦与古人许多续命汤散同出一派。似此毫无纪律之师，扰乱有余，何能治病？而古今名贤，无不引为同调者，终是见理未明。论及中风昏仆，无不心摇意乱，既不知病从何起，又安能按部就班，定方选药？则姑且一盲群盲，谬引一二成方，聊为敷衍，于是吠影吠声，互相传述，而似此乱杂无章之药剂，遂为人人心目中共有之方法。医学黑暗，至于此极，殊可骇诧。而此方之议论，尤其一窍不通，全如梦呓。且果如所说，几于无一句不可以杀人，是诚不可以不辨。〔批〕此方杂乱，喻嘉言已说尽其弊。兹更推究其源，谓即从续命一派而来，尤能窥见其隐，目光最为远到。盖自有愈风汤、大秦艽、三化汤诸方以来，久为俗书引得心迷意乱，学者安得不堕其术中？今得此论，恍如金鎞刮目，始觉大放光明。其曰：初觉风动，服此不致倒仆，此方乃治未病之圣药。夫使中风之病，果是外来之风，则猝然而感，本不能预先觉其动与不动也。惟内风暴动，当有先机。或为气火之上升，或为头目之眩晕。此时急宜清其肝热，而风或可息。乃此方中许多辛散，发汗升提，内风得之，无不令其必致倒仆，是可谓之治未病之毒药。即曰可治外来之风，然重门洞开，藩篱尽撤，招风有余，岂能愈病？又谓内邪已除，外邪已尽，当服此药以行导诸经，久服大风悉去。则内外既已无邪，而再用此大队耗散，其意何居？又谓一气微汗，试问此四字当如何解说？岂非不通之显而易见者。且本方中已有麻黄，而另加一两，分作四服，如此重剂，胡可妄试？乃制方者既欲其汗，又欲其下，人非铁石，奚能堪此？而乃谓此是常服之药，宁独痴人说梦，直欲杀尽苍生。似此大谬，而著述家偏乐于援引，最是大惑不解。惟喻嘉言《医门法律》辨之极是。谓其似是而非，后人无识，奉此为第一灵宝，申申之詈，亦不为过。然本方所用之药，亦与小续命汤、侯氏黑散大同小异，本是一脉相传，如法仿造，论其芜杂无纪，初无上下床之别。然喻氏于此方，则以通真子所撰，无名下士而痛骂之；于彼二方，则以附入《金匮》，托于仲圣宇下而崇拜之。论门第不论功过，亦不思之甚矣！颐谓此方及大秦艽、三化汤等方，主治中风，方下所言，无一句不是胡闹。止以《保命集》收之，且有种种加减，一似具有法度，而浅者读之，遂谓金元大家治病之秘钥尽在此中。不问其效力如何，而依样葫芦，借充篇幅。总之，皆不识此病之究属何因，实是医学之最不堪告人者。

喻氏《法律》中风篇，此方评论，颇能窥见其隐，试一读之，方知此方之万不堪用，且可知古今方书之人云亦云者，其真相不过如此。是亦大可慨矣！

〔批〕说尽医书之陋，真是禹铸九鼎，魑魅现形。

大秦艽汤　　通真子《机要方》

治中风外无六经之形症，内无便溺之阻隔，知血弱不能养筋，故手足不能运动，舌强不能言语，宜养血而筋自柔。

秦艽　石膏各一钱　甘草　川芎　当归　芍药　羌活　独活　防风　黄芩　白芷　生地黄　熟地黄　白术　茯苓各七分　细辛五分

春夏加知母一钱，水煎服。如遇天阴，加姜七片；

心下痞，加枳实五分。

寿颐按：金元以后之论中风者，每以中经络、中腑、中脏分为三大纲。谓中经络者，外有六经形症，则通以小续命汤、羌活愈风汤加减治之；中腑者，内有便溺之阻隔，则以三化汤通利之（三化汤方，即厚朴、大黄、枳实、羌活等分，每服一两，水煎服，亦出《机要方》中）；而中脏者，则云性命危，遂望而却步，不出一方。若外无六经形症，内无便溺阻隔，则通用大秦艽汤。似此三纲鼎立，要言不繁，而所用方药，止此四方，又复简便易记。此说自张氏收入《保命集》中，而后之诸家，无不照例录入，几于无书不载，无人不知。于是治医之士，喜其卑而易行，谁不印入脑经，恃为秘宝。究之猝然昏仆，皆由内动之肝阳，本非外感风邪，则六经形症，何自而来？然如大秦艽汤之主治，所谓外无六经形症，内无便溺阻隔，则所见之症，惟是手足不能运动，舌强不能言语，而所谓普通之中经络、中腑、中脏三纲，无例可援，既不能适用续命、愈风、三化之套药，又不敢谓其中脏，断为必死，不出一方，于是三纲之成例既穷，而医者用药遂不得不与之俱穷。不几搜索枯肠，无以敷衍了事。何幸有通真子者，异想天开，聪明大启，复能制造一外无形症、内无阻隔之通用套方，亦可谓无聊之极思。然方下主治，虽若自成一局，而所用之药，依旧防风、羌、独、细辛、芎、归，仍不离乎续命、愈风之大旨。又幸其灵机一动，想出"血弱不能养筋"六字，乃更悟到生、熟二地可以养血，遂不伦不类，杂凑成方，而后之言医者，复可于中经络、中腑、中脏三纲之外，得此不中经络、不中腑、不中脏之应酬妙法。然以此开庸医之简便法门，则诚善矣。若欲为真实之学问，则岂不长堕十八层底黑暗狱中耶？喻嘉言仅谓其既欲养血，而复多用风燥之药，尚是皮毛之论，不足以诛其心也。〔批〕金元以来，治中风者，分此三纲，而教人辨证用药，本是梦话，六百余年，无有敢斥其谬者，终是未有真发明，则姑且人云亦云，敷衍了事耳。今既有伯龙之论，实地经验，而古人之误，始得彻底觉悟。凡是理想家杜撰方论，胥当淘汰净尽，无庸再谈。此段笔意诚挚，而作诙谐语出之，竟是牛渚燃犀，怪物毕露矣。

《肘后》紫汤

治中风，无问男子妇人，中风脊急，身瘛如弓。

鸡屎二升　大豆一升　防风三两，切

水三升，先煎防风，取三合汁，豆、鸡屎二味，熬令黄赤色，用酒二升淋之，去滓，然后用防风汁和，分为再服，相去如人行六七里，衣覆取汁，忌风。

《外台秘要》收入中风角弓反张条。《肘后》又一方，清酒五升，鸡屎白一升熬。《外台》又引《备急方》同。

寿颐按：此治外风直入经络，而为角弓反张之正方。风自外入，故主防风，以专御外风。鸡为异畜，其动应风，用其屎者，以重浊之气，同类相求。合之豆淋酒，疏风活血，通络温经。衣覆取汗，则外邪解而络脉自和。古人治产后冒风发痉，及破伤风之发痉，皆以此方为主出入用之。《外台》引《小品》有大豆紫汤，《千金》又有大豆紫汤、独活紫汤、豆淋酒等，皆是疏泄外风之妙剂。惟风痉强直之症，有因于外风入络者，亦有因于血燥筋急者，更有气火上奔，激动脑经，而顷刻强直者。古人治法，止为外风一门，示以准则，如仲景之《痉篇》，以桂枝、葛根等方，治刚痉、柔痉，及《千金》《外台》诸方，无一非解表通络之法。而今人病此，则多内热铄津，血虚血燥之证，非麻、桂、羌、防及豆淋酒等所可妄试，是当于近贤治案中求之，断不可徒读古书，反以偾事也。〔批〕古人论痉，皆是外风；而今人病痉，皆是血燥。学者必须识此方，不为《伤寒》《金匮》诸书所误。

华佗愈风散

治产后中风口噤、手足瘛疭如角弓，或产后血晕、不省人事、四肢强直，或口眼倒筑、吐泻欲死者。

荆芥一味，微炒为末，每服二钱，豆淋酒调服，或童子小便服之，如神。

王贶《指迷方》加当归等分，水煎服。

寿颐按：此以荆芥为散，豆淋酒调服，即《肘后》紫汤用防风，《千金》独活紫汤用独活之意，皆治外风之法。则此方之主治产后中风，仍是为外感风邪而设。惟产后阴虚，最多气火上升，内风暴动，豆淋酒必不可妄试。至谓产后血晕，不省人事，则多是血脱于下，阳浮于上，气升火升，扰乱神明，法宜降逆破瘀，镇定浮阳。虽曰风动，而证是内风自动，与外受风邪者绝然不侔，豆淋酒断不可用。惟童便定逆下行，降气降火最速，以调荆芥炭，亦能去瘀定风，奏效甚捷。然与《肘后》紫汤、《千金》独活紫汤之意在祛除外风者，大相悬绝矣。学者于此，必须明辨外风、内风，对证用之，方能呈效。否则两者正是相反，北辙而南其辕，适以速之蹶耳，不可不慎。此方称每服二钱，明是唐以后人所定（唐以前之权衡，不以钱计。）。而方名华佗愈风散者，言其效力之神，如华元化治病耳，非华氏所制之方也。宋人更有荆芥散一方，治中风口噤，四肢搐搦，或角弓反张，用荆芥一味，炒为末，酒服二钱，极称有效。尤在泾谓其专治血中之风，亦治外风之药也。

〔批〕此卷所录各方，注解精当，深入显出，皆能表明其真实功效，绝无模糊隐约之弊。而分别部居，不相杂厕，尤为学子指南之针。猝读一过，钦佩作者目光透彻，识力精微。求之古人，殆难其匹，遑论侪辈。而所录无多，诸法咸备。不自制一方，而其实何去何从，一一抉摘隐微，阐发净尽，已无一非自出手眼，别有锤炉，金针度人，用之不竭。以视俗书好立新方而不适于用者，真有天渊之别。文彦附识。